INGRID UND
MANFRED STOLPE

Mit Silke Amthor

» Wir haben noch so viel vor «

Unser gemeinsamer Kampf
gegen den Krebs

Ullstein

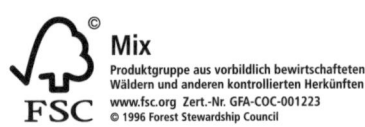

ISBN 978-3-550-08818-6

© 2010 by Ullstein Buchverlage GmbH, Berlin

Alle Rechte vorbehalten

Gesetzt aus der Sabon

Satz: LVD GmbH, Berlin

Druck und Bindearbeiten: CPI – Clausen & Bosse, Leck

Printed in Germany

Inhalt

Vorwort 7

Anfänge 15

Liebe 37

Leben 57

Karriere 73

Glaube 125

Tod 133

Angst und Krisen 145

Alter 167

Krankheit 183

Hoffnung 209

Statt eines Nachwortes 219

Vorwort

Dieses Buch wollten wir eigentlich gar nicht schreiben. Denn es geht darin um unser ganz persönliches Leben, das wir immer nur sehr ungern in der Öffentlichkeit ausgebreitet haben. Und es geht um das Thema Krebs – eine Krankheit, die uns beide hart traf. Eine Krebserkrankung lässt einen zu Tode erschrecken, verschlägt einem die Sprache – und viele Betroffene schweigen lieber. Krebskranke fürchten, ausgegrenzt und abgeschrieben zu werden, viele empfinden die Diagnose »Bösartiger Tumor« als Todesurteil. Kaum jemand spricht gerne über seine Ängste, seine Unsicherheit. Die Ursachen einer Krebserkrankung sind vielfältig und teilweise unklar, die Behandlungsmethoden verzeichnen zwar inzwischen Erfolge, eine vollständige Heilung gibt es aber bislang nicht. Mit dem Krebs leben zu müssen ist sehr belastend für die Patienten und ihr Umfeld.

Wir haben dieses Buch dennoch geschrieben, weil wir erlebt haben, wie viele Betroffene den Erfahrungsaustausch suchen. Wir sind in unserem bewegten Leben immer wieder von Menschen zu den verschiedensten Themen angesprochen worden. Doch nie so häufig und eindringlich wie nach dem Bekanntwerden unserer Krebserkrankung. Das Bedürfnis, sich mit anderen auszutauschen, zuzuhören und zu reden, ist enorm groß. Vielen Betroffenen reicht es nicht, das Mitleid der Gesunden und die Ratschläge der Fachleute zu hören, sie möchten teilhaben an den Ängsten, Schmerzen und Hoffnungen der Weggefährten.

So entschlossen wir uns, öffentlich über unsere Erfahrungen mit dem Krebs zu berichten und auch das Lebensumfeld darzustellen, in dem unser Leiden entstanden ist und ausgehalten wird. Wir hoffen, dass unsere Erlebnisse anderen Krebskranken Mut machen in dunklen Stunden der Schmerzen, Ängste und Ratlosigkeit. Wir wissen auch um die Heimtücke der Tumore, die jahrelang umbemerkt heranwachsen, die Körper der Menschen zerstören und sich mit Schmerzen und allgemeiner Hinfälligkeit oft erst dann melden, wenn das Leben nicht mehr zu retten ist. Beide haben wir erlebt, wie wichtig deshalb Vorsorgeuntersuchungen gerade bei völlig gesund wirkenden Menschen sein können. Eine im Frühstadium erkannte Krebserkrankung hat heute sehr gute Chancen, erfolgreich eingedämmt zu werden. Die moderne Medizin, ausgestattet mit Präzisionstechnologie, spürt bei vergleichsweise geringen Belastungen für die Patienten auch winzige Tumore auf und verfügt über wirksame Therapieverfahren. Die Mühsal der Untersuchungen ist verschwindend gering im Vergleich zu den Behandlungen bei einem zu spät erkannten Krebsleiden. Deshalb raten wir allen Menschen dringend, die angebotenen Vorsorgeuntersuchungen zu nutzen. Die Brustkrebsvorsorge übernehmen Krankenkassen bei allen Frauen ab dreißig Jahren, ein jährlicher Darmkrebs-Check wird bei Patienten ab fünfzig bezahlt.

Wenn es uns gelingt, mit unserem Erfahrungsbericht einigen Krebskranken Hoffnung zu geben und andere zur Vorsorgeuntersuchung zu bewegen, dann hat sich dieses Buch, dieser Schritt in die Öffentlichkeit schon gelohnt.

*

Sie über ihn

Fürsorglich und liebevoll – diese Attribute beschreiben Manfred wohl am besten. Bei ihm fühlte und fühle ich mich immer geborgen und beschützt. Schon zu unserer Studentenzeit war er mein Schutzschild und eine Art Fels in der Brandung. Mein ganzes Staatsexamen habe ich eigentlich nur ihm zu verdanken. Ich war während der Prüfungen nervlich so fertig, dass er zu meinem Lebenselixier wurde.

Manfred ist ein echter Kinderfreund. Ich glaube, wenn es nach ihm gegangen wäre, hätten wir sicher mehr als ein Kind bekommen. Nun haben wir immerhin zwei Enkel, da kann er sich auch ganz schön austoben.

Rücksicht und Respekt – auch das sind wichtige Aspekte unserer Beziehung. Und dem anderen Freiräume zu lassen. Wir kleben nicht ständig aneinander, lassen uns gegenseitig genug Luft zum Atmen und haben einen sehr vertrauensvollen Umgang miteinander. Überhaupt Vertrauen: Als ich mit 53 noch einmal neu durchgestartet bin und eine eigene Praxis eröffnet habe, hat Manfred fest an mich geglaubt und mir den Rücken gestärkt. Was er mir allerdings nicht gesagt hat, war, dass man als Frau eines Ministerpräsidenten so viele protokollarische Pflichten hat; mit einem Mal fand ich mich in einer sehr anspruchsvollen Doppelrolle wieder. Aber vielleicht wusste er das damals selbst auch nicht so genau. Spielfilme über das wahre Leben von Ministerpräsidenten, die ihm einen Einblick in seinen neuen Posten hätten geben können, gibt es schließlich nicht. Als er dann selbst merkte, wie zeitintensiv das alles werden würde, hat er versucht, mich zu schonen, und immer wieder zu mir gesagt, dass ich nicht zu allen Veranstaltungen mitkommen müsse. Nur bei Königinnen, da war ich immer dabei.

Auch seit wir in Rente sind und eigentlich den ganzen Tag zusammen verbringen, klappt es immer noch prima zwischen uns. Er lässt mich in Ruhe im Haus herumpuzzeln, und ich lasse ihm genügend Freiraum, sich Themen zu widmen, die ihn interessieren. Manfred ist niemand, der Briefmarken in ein Album einklebt oder auf dem Dachboden bei seiner Märklin-Eisenbahn die Weichen stellt.

Sondern er engagiert sich immer noch stark in vielen Bereichen, bereitet Vorträge und Reden vor. Das ist oft sehr rechercheintensiv. Würde ich ständig hereinplatzen und sagen: Die Sonne scheint, lass uns doch endlich mal Fahrrad fahren, wäre das für ihn wohl eher Stress als fröhliche Freizeit.

Während meiner Krankheit habe ich ihn als hilfreich-zurückhaltend erlebt. Ich glaube, dass es ihm nicht leichtfallen würde, sich um mich zu kümmern, wenn ich wirklich ein schwerer Pflegefall würde. Nicht, weil er das nicht wollen würde, sondern einfach, weil er hilflos wäre. Andererseits habe ich bei meinen Patienten auch immer wieder Angehörige erlebt, die bei der Pflege ihres kranken Partners über sich hinausgewachsen sind. Das würde ich ihm auch zutrauen. Aber so weit sind wir ja glücklicherweise noch nicht.

*

Er über sie

Ingrid ist ein grundehrlicher Mensch, der sich gar nicht verstellen kann. Wer mit ihr zu tun hat, weiß ganz genau, woran er ist. Sie gehört nicht zu denen, die andere sofort in eine Schublade stecken und blitzschnell Antipathien aufbauen. Umgekehrt erkennt sie angenehme Menschen oft auf den ersten Blick. Sie besitzt eine enorme Menschenkenntnis und ein gutes Urteilsvermögen, auf das ich mich oft verlassen habe. Sie ist unkompliziert, außerordentlich direkt und lebensnah. Von großen theoretischen Abhandlungen hält sie nicht viel. Sie ist äußerst gewissenhaft und präzise, manchmal fast schon penibel.

Während meiner Zeit als Ministerpräsident von Brandenburg war sie meine Antenne zu den Menschen. Das ist eine Fähigkeit, die sie auch als Ärztin ausgezeichnet hat. Die Menschen erzählten ihr fast alles. Das hatte sie mit den Pfarrern gemeinsam, die ebenfalls großes Vertrauen seitens der Bevölkerung genossen.

Was wir in jener Zeit besonders gepflegt haben, war unser gemeinsames Frühstück. Das war für mich manchmal fast schon eine Art Arbeitsessen. Ingrid hat mich über all die Jahre immer sehr kritisch beäugt und mir auch jedes Mal sehr deutlich gesagt, was sie störte. Dagegen hätte man eine Regine Hildebrandt als geradezu freundlich beschrieben.

Ingrid war immer auch ein Korrektiv für mich; sie hat mich geerdet und dafür gesorgt, dass ich das wirkliche Leben nicht aus den Augen verliere. Sie war die kritische Begleiterin, die genau hingeschaut und gemerkt hat, in welchen Dingen ich gut war und an welchen Stellen ich herumgeeiert bin. Dann sagte sie schon mal: Manfred, so kannst du mit den Leuten nicht umgehen. Andererseits sagte sie mir auch immer ganz deutlich, wenn sie der Meinung war, dass ich mich gegen Angriffe nicht hart genug gewehrt hätte. Sie ist eine wache Beobachterin der politischen Landschaft, sieht sich Polit-Talkshows oft interessierter an als ich und arbeitet jeden Tag die Zeitung aufmerksam durch. Ich muss sie dann nur noch fragen, ob irgendetwas von Interesse drinsteht. Auch in politisch brisanten Zeiten sind wir uns glücklicherweise nie verlorengegangen, ganz im Gegenteil. Hier, zu Hause, war immer der Ort, wo ich den Rücken wirklich freihatte. Hier war meine Vertraute, die mich nicht noch zusätzlich quälte oder angriff. Ich habe unsere gemeinsame Wohnung mit ihr immer als einen Ort der Ruhe, der Besinnung und Hilfe erlebt.

So ist Ingrid für mich im Laufe unseres Lebensweges von einer schutzbedürftigen Studentin nicht nur zu einer Begleiterin, sondern auch zur Regisseurin unseres gemeinsamen Lebens geworden. Und: Sie ist immer noch sehr attraktiv. Sie kann charmant sein, wobei sie mir gegenüber oft eher ruppig als charmant ist – aber gerade das gefällt mir an ihr. Über die Jahre ist mein Respekt ihr gegenüber gewachsen und die Liebe ist geblieben. Wir haben eine perfekt funktionierende, sehr innige Ehe, in der auch die Sexualität stimmt.

Eine zusätzliche Festigung unserer Partnerschaft haben wir durch unsere gemeinsame Erfahrung mit dem Krebs erlebt. Jetzt begegnen wir uns als zwei Patienten auf Augenhöhe. Anfangs war ja nur ich der Kranke mit einem Anspruch auf gute Behandlung und auch etwas Mitleid.

Nun stehen wir Rücken an Rücken und kämpfen den gleichen Kampf gegen die Krankheit. Jeder von uns nach wie vor mit einem Blick nach vorne auf neue Ziele, und dennoch gestärkt durch den anderen.

Anfänge

November 2008, Klinikum
Ernst von Bergmann, Potsdam

»Ich laufe mit meinem Infusionsbeutel über den Klinikflur. Gehen beruhigt. Stillsitzen ist die Hölle. Sekunde um Sekunde tropft die tiefrote Flüssigkeit in meinen Körper. Vergiftet sie mich oder nur meinen Krebs? Ich treffe Frau H. Auch sie hat Krebs. Wir grüßen uns, bleiben kurz stehen. Wir sprechen über die Anzahl unserer Leukozyten im Blut und über die Übelkeit. Diese unglaubliche Übelkeit. Mehr interessiert gerade nicht. Jetzt weiß ich, wie das ist, wenn mir meine Tumorpatienten früher darüber erzählt haben. Die Nacht ist furchtbar. Mir ist entsetzlich übel, dabei haben sie mir doch dieses Medikament dagegen eingeflößt.

Am nächsten Morgen darf ich nach Hause, fahre sogar selbst. Ich bin unendlich matt und mir ist immer noch schlecht. Ich will nur noch aufs Sofa – und am liebsten nie wieder aufstehen müssen. Das hier ist ganz anders als krank sein. Ich habe das Gefühl, dass diese rote Flüssigkeit aggressiv in jeden noch so kleinen Winkel meines Körpers eingedrungen ist und sämtliche Energie verdrängt hat. Ich muss viel trinken, haben die Ärzte gesagt. Also schütte ich brav Liter für Liter Mineralwasser in mich hinein. Vielleicht verdünnt das die rote Flüssigkeit in meinen Adern und macht sie etwas weniger giftig. Hunger habe ich kaum. Allerdings entwickle ich eine unbändige Lust auf Grießpudding mit Apfelmus. Dieser süße weiche Brei wirkt irgendwie tröstlich.«

Das Klinikum Ernst von Bergmann in Potsdam hat eine lange Tradition. Bereits 1756 stand an dieser Stelle das Pestkrankenhaus der Stadt. Heute ist hier, mitten in der Innenstadt, ein modernes Krankenhaus mit 1073 Betten und diversen Fachabteilungen entstanden. Die Klinik ist die größte in Brandenburg und hat ein zertifiziertes Brustzentrum, das nach Regine Hildebrandt benannt ist. Ingrid Stolpe, die in Potsdam über 25 Jahre als Ärztin gearbeitet hat, wurde am 10. September 2008 in diesem Klinikum operiert. Bei einer Untersuchung hatte man Brustkrebs bei ihr diagnostiziert. Bereits vier Jahre zuvor war ihr Ehemann Manfred Stolpe an Krebs erkrankt. Ingrid war damals 66 Jahre alt, Manfred 68.

Beide sind Kinder der Kriegsgeneration. Obwohl sie in unterschiedlichen Teilen Deutschlands und in unterschiedlichen Verhältnissen aufgewachsen sind, weisen ihre Leben viele Parallelen auf. Für beide war ihre Jugend vor allem eine Zeit der Wanderschaft. Ingrid Stolpe, die damals noch ihren Mädchennamen Ehrhardt trug, führte die turbulente Zeit sogar bis in die Nähe von Moskau:

Jena, Stolberg, Krasnogorsk – das sind die wichtigsten Stationen meiner Kindheit und Jugend. Geboren wurde ich kurz vor Kriegsausbruch im Sommer 1938 in Jena. Ich bin ein klassischer Löwe: ehrlich, direkt, herzlich und ehrgeizig. Meine Schwester kam nur ein Jahr später auf die Welt, so dass wir fast wie Zwillinge aufwuchsen. Meine Mutter war Lehrerin, mein Vater Diplomingenieur bei Zeiss. 1944 bin ich in Jena eingeschult worden, wegen der Bombenangriffe kam ich kurz darauf allerdings zu meiner Oma nach Stolberg im Harz. Erst nach Kriegsende kehrte ich wieder zurück in meine Geburtsstadt. Dass ich Jena schon bald darauf wieder verlassen musste, ahnte ich damals noch nicht.

Bei uns zu Hause herrschten strenge, geordnete Verhältnisse. Zumindest solange ich klein war. Wenn andere Kinder noch unten gespielt haben, wurden wir schon von unseren Eltern nach oben gerufen. Wenn ich das Essen nicht mochte, wurde ich eingesperrt und bekam es abends noch einmal vorgesetzt. Ich hatte Respekt vor meinen Eltern, aber keine Angst. Sie waren zwar streng, aber auch gerecht und sehr großzügig und haben uns Schwestern überall mit hingenommen. Sehr oft ging es abends ins Theater und ins Konzert, nach Gera, Weimar oder Erfurt. Dort hatten wir ein Abo. Meine Schwester und ich genossen diese Kulturausflüge immer sehr. Museen mochte mein Vater weniger, vielleicht war ihm das zu wenig Ausgleich zu seinem technischen Beruf. Im Winter sind wir mit den Eltern zum Skilaufen in den Thüringer Wald gefahren, im Sommer zum Wandern. Dort trafen wir jedes Mal eine Menge Bekannte. Wenn wir ankamen, konnte ich schon an den Autokennzeichen erkennen, wer da war.

Mein Vater war mein großes Vorbild, ihn habe ich immer bewundert. Er konnte einfach alles und wusste so viel. Im Gegensatz zu meinem Mann oder auch meinem Schwiegersohn, die handwerklich eher zwei linke Hände haben, hat er alles selbst gemacht und konnte richtig zupacken. Als es für mich in Richtung Abitur ging, hat er immer mit mir Mathe geübt, das war ja sein Metier. Das hat ihm sogar richtig Spaß gemacht, obwohl er insgeheim wohl der Meinung war, Mädchen seien technisch eigentlich ziemliche Nieten. Bevor ich den Führerschein machte, hat er sogar getestet, ob ich überhaupt geeignet wäre, Auto zu fahren. Ich durfte zwischen Jena und Eisenberg mit seinem Wagen fahren. Das war 1956, da waren die Straßen ja noch fast leer. Ich bestand den Test und war stolz, dass ich nach nur sechs Fahrstunden zur Prüfung zugelassen wurde. Mein Vater hat mir allerdings auch beigebracht, dass Autofahren nicht nur Spaß, sondern auch Arbeit bedeutet. Ich musste regelrecht am Auto dienen, den Wagen waschen, Reifen wechseln lernen. Schließlich müsse ich doch wissen, wie so ein Auto funktioniert.

Moralisch ging es bei uns sehr streng zu. Über Gefühle oder gar Sexualität wurde nicht gesprochen. Ich glaube, wenn ich mit 17 schwanger geworden wäre, hätten meine Eltern mich sofort rausgeschmissen. Ich erinnere mich noch, dass die Tochter eines Kollegen meines Vaters nach dem Abitur schwanger wurde. Meine Eltern waren fassungslos. Das Mädchen ist kurz darauf alleine in den Westen gegangen, weil ihre Eltern die Tatsache auch nicht ertragen konnten. Meine Eltern fanden das richtig.

Das Verhältnis zu meiner Schwester Gisela war schon immer etwas reduziert. Wir haben uns früher viel gestritten und leben auch heute noch in komplett unterschiedlichen Welten. Ich war immer großzügig, sie war sehr sparsam. Später haben wir uns ziemlich aus den Augen verloren. Sie besuchte die Fachschule für Textilchemie in Chemnitz, ehemals Karl-Marx-Stadt, und wurde zur großen Freude meines Vaters ebenfalls Ingenieurin. Anfang der 1970er Jahre reiste sie in den Westen aus, was sich im Nachhinein als Fehler herausstellte. Ihr Mann, der im Osten eine Porzellanfabrik besessen hatte, konnte in Köln nie richtig Fuß fassen. Sie selbst fand als Textilingenieurin keine Anstellung, machte mehrere Umschulungen und arbeitete schließlich als Berufsschullehrerin für chemisch-technische Laboranten. Obwohl sie gar keine pädagogische Ausbildung hatte, kam sie mit den Jugendlichen erstaunlich gut zurecht. Sie hat immer sehr bescheiden gelebt und ihr Geld fast ausschließlich dafür ausgegeben, um zu reisen. Einmal ist sie sogar für ein Jahr um die Welt gereist, und ihren siebzigsten Geburtstag hat sie gerade ganz alleine in Südafrika verbracht. Für 2010 hat sie eine große Indonesien-Reise geplant. Bei all ihren Reisen hat sie auf Luxus verzichtet, das war ihr nicht wichtig. Wie sie mit einem Rotel-Bus durch Indien zu fahren und nur in winzigen Schlafkabinen oder unter freiem Himmel zu schlafen, das wäre nichts für mich. Da ziehe ich ein kuscheliges Hotelbett eindeutig vor.

Inzwischen lebt Gisela auch in Potsdam, aber unser Verhältnis ist so gedämpft wie immer. Sie lebt einfacher denn je. Als ich noch an der Seite meines Mannes die First Lady geben musste, hat sie für meine Situation nur wenig Verständnis gezeigt. Für ihre Verhältnisse war ich immer viel zu aufgedonnert und zu angepasst. Wenn ich ihr dann erklärt habe, dass ich zu Staatsempfängen und anderen wichtigen Anlässen nun einmal nicht wie Grobi aus der Mülltonne erscheinen könne, hat sie das nicht verstanden. Oder nicht verstehen wollen. Heute sehen wir uns zu Weihnachten und zu Geburtstagen, ab und zu kommt sie auch zu uns, weil sie es liebt, in unserem Garten herumzuwerkeln. Als ich erkrankte, hat sie mir immer wieder ihre Hilfe angeboten. Da ich aber die Dinge am liebsten mit mir alleine ausmache, hat uns das auch nicht näher zusammengebracht.

Mein Vater war während des Krieges kein Soldat. Er war als Wissenschaftler bei Zeiss freigestellt und arbeitete an einem Teleskop-Projekt, das im Rahmen der V2-Produktion von Wernher von Braun in Peenemünde eingesetzt werden sollte. Dennoch kam er in Kriegsgefangenschaft. Amerikanische Soldaten, die Thüringen damals bereits besetzt hatten, nahmen ihn einfach so von der Straße weg gefangen, als er auf dem Weg von Jena nach Stolberg war. Nach seinen Erzählungen muss es im Lager entsetzlich gewesen sein, die Männer mussten dort ohne Dach über dem Kopf im Dreck schlafen. Meine Mutter hat Himmel und Hölle in Bewegung gesetzt, damit er dort so schnell wie möglich wieder herauskam. Als er nach sechs Wochen wieder bei uns war, war er krank und völlig ausgemergelt.

Nach Kriegsende wollten die Amerikaner in Jena Mitarbeiter für den Aufbau eines Zeiss-Werkes in den USA anheuern. Auch mein Vater war dafür vorgesehen. Er war fassungslos und sagte nur, dass ihm seine Erfahrungen mit »Amerika« reichten und er nicht im Traum daran dächte, diese Stelle anzunehmen.

Im Juli 1945 lösten sowjetische Besatzungstruppen die Amerikaner ab, und es dauerte nicht lange, bis man einen russischen Offizier in unsere 4-Zimmer-Wohnung einquartierte. Das war zwar ungewohnt, für uns Kinder jedoch herrlich, weil er uns mit jeder Menge Lebensmitteln und vor allem Schokolade versorgte. Ein Jahr später kam jener Offizier eines Nachts mit einigen Kollegen zu uns in die Wohnung und teilte uns mit, dass wir nach Russland umziehen müssten. Das geschah ohne Ankündigung, ohne vorherige Verhandlungen. Als wir aus dem Fenster schauten, sahen wir, dass unser Haus von russischen Soldaten umstellt war. Wir wurden samt unserer Möbel in einer Nacht-und-Nebel-Aktion eingepackt. Die Situation war geradezu grotesk: Die Russen haben unsere Sachen in Kisten verstaut, meine Mutter hat ihnen aufgebracht erklärt, dass sie niemals nach Russland gehen werde, und alles wieder ausgepackt. Aber ihr Aufbegehren war letztlich zwecklos. Wir durften nicht mehr telefonieren und wurden einfach zum Bahnhof gekarrt.

Dort trafen im Laufe des nächsten Tages immer mehr Zeissianer ein – mit und ohne Familien. Für alle begann eine unfreiwillige Reise ins Unbekannte. Während die Erwachsenen die endlose Zugfahrt nach Moskau mit sorgenvollen Mienen über sich ergehen ließen, fanden wir Kinder das alles sehr abenteuerlich. Endlich angekommen, wurden meine Mutter, meine Schwester und ich irgendwo einquartiert, während mein Vater zunächst auf ein altes Gut in Bratzewo in der Nähe von Moskau gebracht wurde. Wenige Tage später wurden wir alle gemeinsam nach Krasnogorsk umgesiedelt, eine junge Stadt etwa 25 Kilometer nordöstlich von Moskau. Dort bezogen wir zusammen mit den anderen deutschen Familien eine neue Wohnsiedlung. Sie war von deutschen Kriegsgefangenen errichtet worden, die hier interniert waren. Die Wohnungen waren an sich nicht schlecht, doch sie waren nicht fertig. Sie hatten drei Zimmer, eine Toilette, aber der Raum, in dem das Bad vorgesehen war, war leer. Eine Dusche oder Badewanne gab es nicht.

In unserer Wohnung waren wir allerdings nicht alleine. Wir bekamen zu viert immerhin zwei Zimmer mit Balkon, das dritte Zimmer musste sich ein Mechaniker von Zeiss zusammen mit seiner Frau und der erwachsenen Tochter teilen. Die Zustände waren abenteuerlich, aber Menschen sind Gewohnheitstiere, und wir arrangierten uns mit der Zeit. Mein Vater baute unsere Betten übereinander, damit wir wenigstens ein bisschen mehr Platz hatten. Unsere Mitbewohner, die Familie Schröder, waren so bescheiden, dass sie ihr ganzes Leben in jenem einen Zimmer abwickelten. Wir bekamen sie nur selten zu Gesicht.

Das Elektro-Labor meines Vaters hatten die Russen in Jena komplett verpackt und in Russland wieder aufgebaut. Ich erinnere mich noch an einen meiner ersten Besuche im neuen Zeiss-Werk in Krasnogorsk. Dort lagen Berge von Prismen und Linsen herum. Die Soldaten hatten sie in Deutschland einfach auf Lastwagen geschaufelt und in Russland auf einem großen Berg wieder ausgekippt. Für uns Kinder war das faszinierend, wir stopften uns die Taschen mit den funkelnden Prismen voll und waren den ganzen Tag damit beschäftigt, mit Hilfe der Sonne irgendwo Löcher hineinzubrennen. Meinem Vater aber muss bei dem Anblick der achtlos hingeschütteten Linsenberge das Herz geblutet haben.

Die deutschen Zeiss-Mitarbeiter hatten mit ihren Familien in dieser Siedlung einen merkwürdigen Status. Wir nannten uns selbst »Fressgefangene«. Wir hatten ein eigenes Magazin und wurden mit Lebensmitteln eigentlich immer gut versorgt. Rund um die Siedlung gab es einen grünen Zaun mit einem Wachposten, an dem vorbei man jedoch unbehelligt hinein- und hinausgehen konnte. Allerdings waren meinen Eltern die Ausweise abgenommen worden, so dass Ausflüge, beispielsweise nach Moskau, nur illegal möglich waren. Meine Eltern und ich fuhren trotzdem einige Male mit dem Bus in die Hauptstadt und tuckerten dort mit dem Schiff auf der Moskwa entlang.

Gisela, ich und die anderen deutschen Kinder wurden anfangs provisorisch von einigen Eltern unterrichtet, bis wir 1947 eine richtige Schule auf dem Gelände bekamen. In dieser Spezialschule, wie sie genannt wurde, bildete ich mit zwei anderen Kindern eine Klasse. Für uns war das eine herrliche Zeit. Wir lernten spielend Russisch, übten Folkloretänze und tollten nachmittags mit den anderen Kindern herum. In Krasnogorsk gab es einen sehr schönen Stausee, an dem wir fast den ganzen Sommer verbrachten. Dort habe ich auch Schwimmen gelernt. Und in den meist sehr strengen Wintern liefen wir auf dem See Schlittschuh.

1952 hieß es plötzlich, dass wir alle zurück nach Deutschland müssten. Fast genauso schnell, wie wir nach

Russland gebracht worden waren, mussten wir das Land wieder verlassen. Wir fuhren zurück nach Jena und bezogen sogar unsere alte Wohnung. Für mich begann damals eine schwierige Zeit. Ich musste mich mühsam an das deutsche Schulsystem mit seinen viel größeren Klassen gewöhnen, auch mit der Sprache hatte ich manchmal Probleme. »Dann sag's doch wenigstens auf Russisch, wenn du es auf Deutsch nicht weißt«, war einer der häufigsten Kommentare meines damaligen Mathelehrers. Ich brauchte zwei harte Jahre, um in der Schule einigermaßen klarzukommen. Die Tatsache, dass ich schwer in meinen Geschichts- und Sportlehrer verliebt war, war vielleicht der einzige Grund, dass ich damals nicht alles hingeschmissen habe.

*

Lieber Herr Stolpe,

aus der Zeitung von Ihrer und Ihrer Frau Krebserkrankung erfahrend, möchte ich Ihnen beiden von Herzen wünschen, dass Sie alle Schmerzen ausreichend dämpfen und sich innere Gelassenheit bewahren können.

Wenn meine Erinnerung einigermaßen zuverlässig ist, dann kennen wir uns inzwischen seit drei Jahrzehnten.

Mit besonderer Dankbarkeit denke ich an die längere Reihe von Vorträgen in Kirchen und kirchlichen Gremien, die Sie mir in den 1980er Jahren ermöglicht haben. Besonders erinnere ich unseren gemeinsamen Besuch bei Wolf-

gang Vogel im November 1989, wenige Tage vor Öffnung
der Mauer. Das alles liegt nun auch schon zwanzig Jahre
zurück. Inzwischen haben Sie wichtige Ämter mit gutem
Erfolg ausgeübt – insgesamt eine bemerkenswerte Lebens-
leistung. Aber siebzig ist ja wirklich noch kein Alter?
Ich wünsche Ihnen beiden von Herzen alles Gute.
Stets Ihr
Helmut Schmidt, Altkanzler &
Herausgeber Die ZEIT

Manfred Stolpe floh Ende des Krieges gemeinsam mit seiner Mutter aus seiner Heimatstadt Stettin Richtung Westen. Die Hansestadt Greifswald wurde zur neuen Heimat der Familie. Manfred Stolpe erinnert sich an seine frühen Jahre, in denen die Familie fast komplett auseinandergerissen wurde, aber auch wieder zusammenfand:

Als der Krieg ausbrach, war ich drei Jahre alt. Meine Eltern hatten bis 1941 eine kleine Pension in Stettin. Mein Vater wurde einberufen, war aber in der Nähe stationiert. Im strengen Winter 1941/42 brach sich meine Mutter auf dem eisglatten Hof das Bein. Ich erinnere mich noch gut, wie sie da draußen in der Kälte lag und vor Schmerzen schrie. Ich rannte aufgeregt zu unseren Nachbarn, die sie dann ins Haus trugen. So ganz hat sie sich von diesem Sturz nie erholt, sie zog das eine Bein immer ein wenig nach und

26

hatte wohl auch dauerhaft Schmerzen. Jedenfalls bedeutete dies das Ende unserer Pension. Wir bauten schließlich die Gasträume zu einer Wohnung um, den Rest des Hauses vermieteten wir.

Trotz des Krieges habe ich meine Kindheit nicht als bedrohlich oder gar schrecklich empfunden. Ganz im Gegenteil: Ich erinnere mich an eine fröhliche Zeit. Den ganzen Sommer verbrachte ich mit Freunden in einem Strandbad direkt am Oderhaff. Das schlimmste Ereignis, das mir zu dieser Zeit widerfuhr, war aus meiner Sicht die Tatsache, dass mich am Ufer ein Krebs in den großen Zeh biss. Das Blut floss, und ich war entsetzt. Mir Hilfe einiger Freunde und des Bademeisters konnte ich aber davon überzeugt werden, dass ich den Biss überleben und auch am nächsten Tag wieder ins Wasser gehen könnte.

Unsere schönste Beschäftigung war es, Soldat zu spielen. Der Ernst des echten Krieges war mir als Achtjährigem nicht bewusst. Bis wir eines Tages tatsächlich in den wirklichen Krieg hineingerieten. Wir spielten mit unseren Holzgewehren vor einem Kasernengelände, das unserem Wohnhaus gegenüberlag, als wir plötzlich aus der Luft von Jagdfliegern beschossen wurden. Vermutlich hielten uns die Piloten für deutsche Soldaten. Die Erwachsenen beobachteten dieses Szenario aus den umliegenden Häusern mit starrem Entsetzen. Wie blieben glücklicherweise unverletzt, aber für meine Mutter muss das ein Alptraum gewesen sein. Die Holzgewehre hatten wir übrigens von russischen Gefangenen, die bei uns im Ort in den Kasernen arbeiteten. Ich tauschte immer Tabak von meinen Eltern, der noch aus der Gaststättenzeit übriggeblieben war, gegen prächtige Spielsachen aus Holz ein. Die Russen bauten wunderschöne Dinge aus bunt angemalten Holzteilen, die mit Lederriemen verbunden waren.

Als sich die Bombenangriffe häuften, verbrachten wir viele Stunden im Luftschutzkeller. Auch dort habe ich mich während der Bombenangriffe nie gefürchtet. Ich ging öfter mal zu einem der Kellerfenster, was natürlich streng verboten war, und sah nach oben in den hellerleuchteten Himmel, in dem es so herrlich blitzte, donnerte und krachte. Meine Mutter saß dabei und hat nie Angst gezeigt. Das hat mich vermutlich so ruhig gemacht. Ganz im Gegenteil zu den übrigen Bewohnern. Eine Nachbarin, die aus Köln kam und schon schreckliche Bombennächte erlebt hatte, war schier außer sich vor Furcht. Das konnte ich damals gar nicht verstehen.

Meiner Mutter vertraute ich einfach bedingungslos. Selbst auf unserer Flucht von Stettin Richtung Westen fühlte ich mich an ihrer Seite geborgen. Trotz der Bombenangriffe war ich ganz sicher, dass meine Mutter uns da sicher herausführen würde. Dabei war sie keineswegs eine Glucke, die mich ständig an der Hand hielt. Es war eine Art wortloses Urvertrauen, sie war einfach mein Schutzschild.

Die wenigen Habseligkeiten, die wir auf der Flucht mitnehmen konnten, hatte meine Mutter auf einem Handwagen verstaut. Ich saß dazwischen, quasi als Schatz der Familie. Stettin war inzwischen durch Bombenangriffe stark zerstört, und nur wenige Wochen nach unserer Flucht, am 26. April 1945, wurde meine Geburtsstadt von sowjetischen Truppen besetzt. Als wir aufbrachen, glaubten wir fest daran, dass wir bald zurückkehren könnten. Ich sollte die Stadt erst Mitte der 1960er Jahre wiedersehen.

Unsere Flucht führte meine Mutter und mich mit der Eisenbahn nach Greifswald. Mein Vater war damals als Soldat zwar in unserer Nähe stationiert, er konnte uns aber natürlich nicht beistehen. Und mein neun Jahre älterer Bruder war inzwischen weit weg an der Ostfront. Dennoch habe ich die Flucht nicht als dramatisch erlebt. Zwar wurden wir bei wildfremden Familien einquartiert, ich hatte meine Freunde in Stettin verloren, aber das waren Erfahrungen, die zu dieser Zeit alle Neuankömmlinge in Greifswald gemacht hatten. Hier waren fast ausschließlich Mütter mit Kindern angekommen, die alles im Osten hatten zurücklassen müssen. So etwas schweißt auch zusammen. Richtig getrauert habe ich damals eigentlich nur um mein Holzgewehr, das ich aus Platzgründen am Bahnhof in Stettin zurücklassen musste.

Im April 1945, wenige Wochen nach unserer Flucht, kamen sowjetische Soldaten nach Greifswald. Ich erinnere mich noch gut daran, wie meine Mutter plötzlich enorme maskenbildnerische Fähigkeiten entwickelte und sich innerhalb kürzester Zeit optisch in eine siebzigjährige Frau verwandelte. Die Angst vor Vergewaltigungen und Misshandlungen saß in der Bevölkerung tief. Doch in Greifswald ging es im Vergleich zu anderen Städten eher ruhig und geordnet zu. Mit wenigen Ausnahmen: Einmal habe ich mit ansehen müssen, wie ein russischer Soldat eine deutsche Frau heftig bedrängte. Daraufhin wurde er umgehend von Offizieren auf offener Straße erschossen.

Im Mai 1945 tauchten bei uns eines Tages zwei ziemlich abgewrackte Gestalten im Hof auf. Erst bei näherem Hinsehen erkannte ich meinen Vater und einen seiner Kameraden. Einen Monat lang hatten wir nichts von ihm gehört, und entsprechend groß war die Freude über das Wiedersehen. Die beiden hatten sich von ihrer Einheit abgesetzt und waren irgendwo bei Bauern nahe Demmin, etwa 50 Kilometer von Greifswald entfernt, untergeschlüpft. Dort hatten sie ihre Uniformen verbrannt, Zivilkleidung bekommen und sich dann irgendwie mit zwei Fahrrädern an diversen Truppenverbänden und Einheiten vorbei nach Greifswald durchgeschlagen. Vermutlich kamen meinem Vater damals seine polnischen Sprachkenntnisse zugute, so dass er von den Russen für einen flüchtenden Polen gehalten und nicht weiter behelligt wurde.

Gehungert hatten wir während des ganzen Krieges nicht, aber jetzt, nach Kriegsende, wurden die Vorräte plötzlich überall in Deutschland knapp. In meiner Mutter kam wieder die Geschäftsfrau durch – sie zog einen genialen Tauschhandel auf. Auf zwei Bauernhöfen in der Nähe von Greifswald arbeitete sie als Näherin. Ihren Lohn, Butter, Wurst oder Salz, das zu dieser Zeit rar und damit unglaublich kostbar war, tauschte sie auf dem Schwarzmarkt gegen die Dinge, die wir dringend benötigten. Mein Vater war zum Arbeitseinsatz in einem früheren Heeresverpflegungsamt eingeteilt, das die Russen inzwischen übernommen hatten. Dort gab es ein großes Lebensmittellager, aus dem mein Vater seinen Lohn in Naturalien bezog. Meine Eltern rackerten sich wirklich ab, damit ich es gut hatte, das habe ich damals deutlich gespürt. Zusätzlich hielten wir auf unserem Balkon zwei Hühner und einige Kaninchen. So war die Versorgung einigermaßen gesichert und ich habe nie Hunger leiden müssen.

Im Herbst 1945 kam unter den geflohenen Stettinern in Greifswald die Stimmung auf, zurückkehren zu wollen. Auch wir hatten schon unsere Rückkehr geplant. Wir saßen auf gepackten Koffern am Greifswalder Bahnhof, als einige Stettiner von ihrer Fahrt Richtung Heimat wieder zurückkamen und erzählten, sie seien vertrieben worden. Meine Mutter wollte das Ganze zwar trotzdem ausprobieren, mein Vater entschied aber für die ganze Familie, dass wir in Greifswald bleiben würden.

Während wir versuchten, in unserer neuen Heimat Fuß zu fassen, hatte mein Bruder Ulrich noch eine längere Odyssee vor sich. Er war mit seiner gesamten Einheit Richtung Westen marschiert und kam schließlich in amerikanische Kriegsgefangenschaft. Auf Anforderung der britischen Alliierten wurde er wenig später nach Großbritannien geschickt, um dort in einem Arbeitslager in der Landwirtschaft zu arbeiten. Aus seinen Erzählungen weiß ich allerdings, dass es sich dabei mehr um eine fröhliche Gefangenschaft handelte. Er hatte regelmäßig Ausgang und lernte schließlich sogar ein britisches Mädchen kennen. Diese Frau hat er später geheiratet.

Wir hatten mehrere Jahre überhaupt keinen Kontakt zu ihm. Mein Vater dachte, er sei umgekommen. Meine Mutter war dagegen immer der festen Überzeugung, dass wir ihn wiedersehen würden. Dafür haben wir fünf Jahre lang täglich gebetet. Außerdem hat meine Mutter über das Rote Kreuz nach ihm suchen lassen. Mit Erfolg: 1950 gab es ein großes Familientreffen in Berlin.

Obwohl meine Mutter ihn schrecklich vermisste, hat sie niemals von ihm gefordert, wieder nach Deutschland zurückzukommen. Sie wusste, dass er in England ein neues Leben begonnen hatte, und war froh, ihn überhaupt lebendig wiederzusehen. Seine Verlobte Doreen brachte er zu unserem großen Familientreffen mit, und wir waren alle begeistert von ihr. Eine Engländerin, das war an sich schon etwas Besonderes. Aber Doreen war auch noch ausgesprochen charmant und sehr herzlich. Ihre Deutschkenntnisse tendierten anfangs zwar gegen null, aber durch ihr freundliches Wesen machte sie das schnell wieder wett. Sie hatte so gar nichts von dem Bild der typischen, etwas distanzierten Britin, das man sich vielleicht ausgemalt hatte.

Ich erinnere mich noch an die große Angst, die Doreen vor Ostberlin hatte. Sie wollte keinesfalls dorthin. Wir fuhren trotzdem mit ihr bis zum Alexanderplatz. Sie erkannte natürlich sofort an den ganzen Plakaten und Losungen, wo sie war, und war partout nicht zum Aussteigen aus der S-Bahn zu bewegen. Das war wohl auch ein Grund, warum für die beiden schnell klar war, dass sie wieder nach England zurückgehen würden.

Zu DDR-Zeiten haben wir uns leider nur sehr sporadisch sehen können, einzig meine Eltern konnten später durch die Rentner-Reiseregelegung öfter zu den beiden nach England fahren. Nach der Wende haben wir regelmäßig einmal pro Jahr ein großes Familientreffen veranstaltet. Mein Bruder ist bereits 1997 bei einem unglücklichen Sturz im Haus gestorben, Doreen lebt jetzt bei ihren Kindern in Ingolstadt. Sie kommt immer noch jedes Jahr mit dem gemeinsamen Sohn Eddy, dessen Frau und ihren vier Kindern zu uns nach Potsdam. Meist fahren sie dann gemeinsam mit uns und unseren Kindern für eine Woche nach Hiddensee, wo wir ein Häuschen anmieten und uns dort wunderbar erholen können. Die Gespräche gehen oft bis weit nach Mitternacht, schließlich haben wir ja immer ein ganzes Jahr »aufzuarbeiten«. Die Kinder meiner Tochter und die Enkel von Doreen sind im gleichen Alter und verstehen sich prima. Wenn etwas weniger Zeit ist, fahren wir alle gemeinsam auf den Darß, das ist ein bisschen näher als Hiddensee. So ein Treffen ist auch für 2010 schon wieder fest geplant.

Als Mitte der 1960er Jahre die Reisemöglichkeiten in der DDR etwas freizügiger wurden, habe ich an einer organisierten Tour nach Polen teilgenommen. Dort setzte ich mich von der Gruppe ab, um mir das heutige Szczecin anzusehen. Viel habe ich nicht wiedererkannt.

Einige Jahre später besuchte ich gemeinsam mit meinen Eltern unsere Heimatstadt erneut. Auch sie hatten Probleme, sich zu orientieren, zu viel hatte sich verändert, selbst unser altes Haus stand nicht mehr. Meine Mutter ging dennoch auf die Suche nach der Vergangenheit. In einem Fleischerladen wurde sie fündig: Sie traf dort die Tochter einer alten Bekannten, aber das erhoffte Gespräch verlief anders als gedacht. Die Frau weigerte sich, mit uns Deutsch zu sprechen. Sie hatte einen Polen geheiratet und wollte selbst lieber als Polin gelten.

Wir forschten weiter nach Spuren aus der Vergangenheit und fanden schließlich den Friedhof, auf dem die Schwester meines Vaters beigesetzt war. Aus dem war inzwischen ein verwilderter, über und über mit Efeu überwucherter Platz geworden, der offiziell geschlossen war. Wir suchten zwischen Büschen und vielen umgestürzten Grabsteinen nach dem Grab meiner Tante, haben es jedoch nicht gefunden. Für meine Eltern war der Verlust der Vergangenheit wohl auch ein innerer Abschied von Stettin. Ich hatte schon seit meinem ersten Besuch hier keinerlei Heimatgefühle mehr. Die kommen bei mir eher in Greifswald auf.

Die deutsch-polnischen Beziehungen allerdings liegen mir sehr am Herzen. Durch die Nähe Brandenburgs zu Polen war mir die gute Nachbarschaft immer wichtig. Ich habe in meiner Zeit als Ministerpräsident Kontakte zu den angrenzenden Woiwodschaften Lebuser Land, Niederschlesien und zu Westpommern aufgebaut. Interessiert waren die Polen natürlich immer an meinem Verhältnis als geborener Stettiner zur verlorenen Heimat. Und so richtig glauben wollten sie mir lange nicht, dass ich das Kapitel als abgeschlossen betrachte und mich einfach nur darüber freue, dass diese Stadt wieder so schön aufgebaut wurde. Vor allem die Jacobi-Kathedrale und das Schloss sind sehr gekonnt restauriert worden. Mit der Zeit haben sie mir aber abgenommen, dass ich das ernst meine. Ich habe 1996 sogar die Ehrendoktorwürde der wirtschaftswissenschaftlichen Fakultät der Universität Szczecin für Verdienste um die deutsch-polnischen Wirtschaftsbeziehungen verliehen bekommen. Das Verhältnis der Polen zu Deutschland empfinde ich heute als erfreulich entkrampft. In Gesprächen und Rundgängen in der Stadt wird oft davon gesprochen, dass die Steine hier deutsch sprechen und dass man dieses Erbe auch respektiert. Ich habe immer wieder versucht, deutlich zu machen, dass Stettin in erster Linie eine europäische Stadt ist. Sie hat eine schwedische, eine deutsche und jetzt eben eine eindeutig polnische Geschichte. Das sehe ich als Chance zur Zusammenarbeit, auch für die gesamten polnisch-deutschen Beziehungen.

Liebe

»Zum Arzt bin ich eigentlich nie gegangen. Ich habe zu
meiner Frau immer gesagt: Ich schlafe doch neben einem,
das reicht völlig aus. Kleine Wehwehchen wie eine Angina
oder einen grippalen Infekt hat sie bei mir immer selbst
behandelt. Meist zwischen Tür und Angel. Ich kam spätabends mit Fieber nach Hause und musste am nächsten
Tag wieder fit sein.

Auf das Drängen meiner Frau bin ich allerdings einmal
pro Jahr ins Bundeswehrzentralkrankenhaus nach Koblenz zu einem großen Check gefahren. Die Klinik hatte
mir Helmut Schmidt empfohlen. Damals war ich noch
Verkehrsminister, und ein Großteil des Ministeriums be-
fand sich in Bonn. Deshalb war der Weg nach Koblenz
nicht weit. Ich zog meistens sonntags in der Klinik ein und
blieb bis Mittwoch. Dort hatte man 2004 bei einer Darmspiegelung mehrere Polypen gefunden, die man gleich

37

während der Behandlung problemlos entfernen konnte.
Ein breitbasig aufsitzender Polyp sollte operiert werden.
Ich fand erst nach vier Monaten Zeit für die Operation.
Da war aus dem Polyp bereits ein Karzinom geworden.
Ein Teil meines Darms musste deshalb entfernt werden.«

Mit der Operation allein war der Krebs nicht besiegt. Genau ein Jahr später wurden zwei Lebermetastasen gefunden und durch Thermoablation beseitigt. Bei diesem Verfahren wird das Tumorgewebe durch Erhitzung zerstört. Es folgte ein halbes Jahr Chemotherapie. Danach zeigten sich zwei Jahre lang keine weiteren Tumore, man spricht in diesem Fall von einer Vollremission. Erst vier Jahre später wurden erneut Leber-Metastasen festgestellt, die einen weiteren Krankenhausaufenthalt erforderlich machten. An schwere Belastungen, die an den Kräften zehrten, waren Ingrid und Manfred Stolpe gewöhnt. Sie nahmen diese Krebserkrankung als eine neue Herausforderung an.

Als sich Ingrid Ehrhardt und Manfred Stolpe fast fünf Jahrzehnte zuvor im Winter 1958/59 zum ersten Mal begegneten, konnten sie nicht ahnen, welche schweren Proben das Leben für sie bereithielt. Eines aber wusste Manfred Stolpe bereits auf den ersten Blick: »Diese Frau ist es.«

Von Ingrid war ich schon fasziniert, bevor ich sie überhaupt das erste Mal gesehen habe. Ich war im Sommer 1958 als Student der Universität Jena für einen sogenannten Ernteeinsatz eingeteilt. Damals war es üblich, dass Studenten für drei oder vier Wochen aufs Land fuhren, um den Bauern, die durch die beginnende Zwangskollektivierung in Bedrängnis geraten waren, zur Hand zu gehen. Keine ganz leichte Arbeit, aber ein durchaus angenehmer Kontrast zu Hörsälen und juristischen Vorlesungen. Von einem Traktoristen in meinem Dorf erfuhr ich, dass im Nachbardorf ebenfalls eine Studentengruppe arbeitete. Und dort gäbe es ein sehr attraktives blondes Mädchen mit Pferdeschwanz, das unglaublich gut Traktor fahren könne. Das hat mir imponiert, denn vor dem Traktorfahren hatte ich durchaus Respekt. Meine Domäne beim Ernteeinsatz war das Pferdefuhrwerk.

Getroffen haben wir uns in jenem Sommer nicht, sondern erst im darauffolgenden Winter. Ich fuhr damals mit einer Gruppe von Kommilitonen zu einer Skifreizeit in ein Ferienheim der Universität Jena nach Schierke im Harz. Schon auf der Zugfahrt dorthin fiel mir ein Mädchen auf, das mit einer Gruppe aus der medizinischen Fakultät unterwegs war. Blond, schlank, sportlich, fröhlich, attraktiv. Beim Umsteigen in einen anderen Zug hatten wir einen längeren Aufenthalt. Es war herrliches sonniges Winterwetter, es hatte geschneit, was also lag näher, als eine Schneeballschlacht zu machen? Ich erinnere mich noch genau, dass ich dieses hübsche blonde Mädchen so richtig mit Schnee einseifte und sie sich ähnlich charmant revanchierte.

Zu meiner freudigen Überraschung fuhr die Gruppe der Medizinstudentinnen in das gleiche Ferienheim wie wir. Wir trafen uns wenig später am Abend, um tanzen zu gehen. Und ich muss sagen, dass ich mich in dieses Mädchen nicht nur auf den ersten Blick, sondern auch auf das erste Wort richtig verliebte. Kurz, sie war die Frau, die ich mir schon immer gewünscht hatte. Es gab erste kleine Zärtlichkeiten in dieser Zeit, so richtig war uns beiden aber nicht klar, wie das in Jena weitergehen würde.

Wieder zurück in der Stadt verabredete ich mich mit ihr. Wir wollten uns in der Marktpassage treffen. Sie kam auch, allerdings mit einer Verspätung von einer halben Stunde. Das sei durchaus geplant gewesen, wie sie mir später gestand. Sie habe testen wollen, ob ich denn auch bereit sei, auf sie zu warten. Als sie endlich ankam, war sie nicht alleine: Sie brachte gleich zwei Kommilitonen mit, eine Studentin und einen Studenten, die quasi als eine Art Personenschutz eingeteilt waren. Offenbar eilte mir der Ruf voraus, ich sei ein Frauenheld.

Ganz so schlimm war es nicht, aber die Gerüchteküche brodelte nun einmal. Ich war jedenfalls sehr, sehr froh, dass sie überhaupt erschienen war. Wir trafen uns danach öfter, gingen mal essen, mal ins Kino. Und schon nach einigen Wochen wurde ich der Familie vorgestellt. Die Erste, die mich sehr genau prüfte, war Ingrids Großmutter. Kaum war ich durch die Tür, wurde mein kulturelles Wissen abgefragt, Goethe, Schiller und so weiter. Das bereitete mir zum Glück wenig Probleme, ich bin ja eigentlich ein verhinderter Germanist. Die Großmutter stellte mir damals anscheinend ein ordentliches Zeugnis aus. Jedenfalls war ich seitdem in Ingrids Familie akzeptiert.

Nach dem Ende meines Studiums und dem Staatsexamen ging ich 1959 nach Berlin, Ingrid studierte zunächst in Jena weiter. Die Zeit der Trennung überbrückten wir mit gelegentlichen Treffen – und sehr vielen schönen Briefen. Ich weiß noch, wie einmal ein Brief von ihr bei meiner späteren Berliner Vermieterin ankam, auf den sie einen Kussmund gedrückt hatte. Als wollte sie auch nach außen deutlich machen: Wir gehören fest zusammen.

Im Juli 1959 verlobten wir uns. Gold war zu dieser Zeit knapp, aber mein Vater ließ es sich nicht nehmen, uns die Ringe zu spendieren. Gemeinsam mit ihm fuhren Ingrid und ich nach Westberlin zum Ringkauf. Wir suchten uns sehr schöne Ringe mit einem sechseckigen Profil aus, das sich im Laufe des halben Jahrhunderts, das wir inzwischen miteinander verbracht haben, immer weiter abgerundet hat. Nun mussten wir die Ringe nur noch über den Grenzübergang an der Friedrichstraße bekommen, ohne dass sie vom Zoll konfisziert wurden. Pragmatisch wie wir sind, haben wir uns die Ringe einfach angesteckt. Glücklicherweise hat kein Zollbeamter die nagelneu blitzenden Ringe näher in Augenschein genommen. Angesichts des eingravierten Datums wäre der Schwindel schnell aufgeflogen – denn wir waren ja praktisch unserer Zeit voraus.

1961 wollte Ingrid zum Studium nach Ostberlin wechseln. Wir bezogen unsere erste gemeinsame Wohnung in Potsdam, direkt gegenüber von unserem heutigen Haus. Mit ihren zwei Zimmern war sie eigentlich wie gemacht für uns. Die Sache hatte nur einen Haken: Wir mussten verheiratet sein, um einen Mietvertrag zu bekommen. Verlobt zu sein galt damals noch als wildes Zusammenleben. Wir mussten also heiraten, was wiederum Ingrid vor ein Problem stellte. Denn nach Meinung einiger ihrer älteren Professoren folgte auf eine Heirat sehr bald das Kinderkriegen – und solche Studentinnen ließ man gerne durch das gefürchtete Physikum rasseln. Es war eine absurde Situation, die uns einen regelrechten Spagat abverlangte. Für die Wohnung mussten wir verheiratet sein, im Studium musste Ingrid aber weiterhin als ledig gelten und als »Fräulein Ehrhardt« geführt werden.

Das bedingte, dass die Heirat nicht im Ausweis eingetragen werden durfte. Wir wussten, dass wir in alle Richtungen sehr diskret sein mussten, besonders auch in der eigenen Familie. Am gefährlichsten erschien uns in dieser Hinsicht meine Schwiegermutter. Bei meiner Mutter war ich mir sicher, dass sie schweigen würde wie ein Grab. Bei meinem Vater hatte ich leise Zweifel. Am Ende beschlossen wir, niemanden in unsere Pläne einzuweihen. Da wir aber das Ganze nicht sang- und klanglos besiegeln wollten, kamen wir auf die Idee, in Dresden zu heiraten. Vielleicht auch aus Verehrung von Ingrids Großmutter, die von dort stammte. Wir nahmen Kontakt zum Standesamt Nord und zur Kreuzkirche in Dresden auf, und zu unserer Erleichterung war eine Heirat dort auch ohne offizielle »Überweisung« der Berliner Kirche möglich.

Als wir mit dem Taxi zur Kirche fuhren, stoppte plötzlich ein Müllwagen vor uns. Der Müllkutscher rief mir durch das geöffnete Fenster in schönstem Sächsisch zu: »Mensch, hau ab, noch ist Zeit dazu.« Doch der Taxifahrer hielt dagegen: »Machen Sie das ruhig, ich hab' auch 'ne wirklich Gute abgekriegt.«

Nun mussten wir nur noch Trauzeugen finden, denn natürlich hatten wir niemanden mitgebracht. Mit Hilfe des Pastors fragten wir wildfremde Passanten auf der Straße, ob sie diese Rolle übernehmen könnten. Und wir hatten Glück.

Quartier hatten wir in der Dresdner Pension Roseneck gemacht. Dort war man moralisch allerdings sehr strikt: Die angehende Braut bezog ein Doppelzimmer, ich schlief in der Besenkammer. Gefeiert haben wir im Restaurant Luisenhof im noblen Stadtteil Weißer Hirsch, das es heute noch gibt. Von dort oben hat man einen phantastischen Blick auf die Stadt. Das Lokal erschien uns für den Anlass einerseits standesgemäß, andererseits für unsere doch eher bescheidenen Studentenverhältnisse geradezu hochstaplerisch. Doch das war uns an diesem Abend egal.

Das Essen war großartig, dazu tranken wir ein schönes Fläschchen Wein, kurz: der Abend war gelungen. Noch heute ist es mir allerdings peinlich, wie knickrig ich damals zu dem Kellner war. Wir hatten eine Rechung von 38,50 Mark, ich gab ihm einen 50-Mark-Schein und bedankte mich. Der nette Kellner dachte, der Rest sei als Trinkgeld gedacht. Für mich waren zehn Mark jedoch eine große Summe, Hochzeit hin oder her. Ich ging also zu ihm und forderte meinen Zehner zurück, was ihn natürlich fürchterlich in Verlegenheit brachte. Im Nachhinein schäme ich mich über diesen Fauxpas. Wenn ich diesen Mann heute noch einmal treffen könnte, würde ich ihm gerne 20 Euro als Wiedergutmachung in die Hand drücken.

Zurück in Potsdam war unsere Welt heil, die Zukunft erschien uns rosig. Dass unser erstes Ehejahr äußerst turbulent werden würde, konnten wir ja nicht ahnen. Wir bekamen die Wohnung, Ingrid schaffte bald ihr Physikum in Greifswald und konnte zum weiteren Studium nach Berlin wechseln. Doch die politische Situation änderte sich im Sommer 1961 deutlich. Während der Staatsratsvorsitzende der SED, Walter Ulbricht, noch am 15. Juni auf die Frage einer Journalistin den berühmten Satz fallen ließ: »Niemand hat die Absicht, eine Mauer zu errichten«, wurden plötzlich in der Nacht vom 12. auf den 13. August die Straßen und Gleise nach Westberlin dichtgemacht. Alle Verkehrsverbindungen in den Westteil waren unterbrochen. Der Mauerbau hatte begonnen.

44

Abgesehen von den politischen Folgen wurde für uns dadurch auch das praktische Leben mühsamer. Auf dem Weg von Potsdam nach Ostberlin musste ich jetzt jeden Morgen in einem großen Bogen um die Stadt herum fahren, was rund eine Stunde dauerte. Besonders für Ingrid, die kurz darauf an der Ostberliner Humboldt-Universität ihr Studium fortsetzte, war es ein Fluch. Ihre Vorlesungen begannen oft schon morgens um sieben, und man achtete streng darauf, dass niemand zu spät kam. Obwohl ich erst wesentlich später in meinem Büro sein musste – ich arbeitete als Kirchenjurist –, fuhr ich manchmal aus Solidarität in aller Herrgottsfrühe zusammen mit ihr in die Stadt. Da ich ein ausgesprochener Frühaufsteher bin, machte mir das nicht so viel aus.

Um die Situation ein bisschen erträglicher zu machen, suchten wir nach einem Studentenzimmer in Berlin. Das teilte ich manchmal mit Ingrid, wenn ich abends nicht wieder zurück nach Potsdam fahren oder eben morgens nicht ganz so früh aus dem Bett fallen wollte.

Wir wurden schließlich fündig bei einer äußerst netten Wirtin in Buchholz im Nordosten der Stadt im Bezirk Pankow. Die Frau bemutterte uns geradezu, versorgte uns morgens mit einem phantastischen Frühstück und hatte abends schon unser Bett aufgeschüttelt, damit wir es gemütlich und warm hatten.

Da Buchholz aber relativ weit draußen lag, mieteten wir nach einiger Zeit ein Zimmer im Prenzlauer Berg an, spä-

ter eines in der Auguststraße in Mitte unweit des Hacke-
schen Marktes.

*

Anders als für Manfred war es für Ingrid Stolpe eher Liebe
auf den zweiten oder dritten Blick. Denn sie war – zumindest in Gedanken – schon vergeben. An einen persischen
Zahnmedizinstudenten aus München. Hin und her gerissen zwischen ihren Gefühlen, empfand sie die Zeit des
Kennenlernens deshalb auch ganz anders als ihr späterer
Mann:

Wir hatten uns sehr auf diesen Winterurlaub gefreut, meine
Medizinkommilitoninnen und ich. Doch schon im Zug in
den Harz wurde diese Freude getrübt. Ausrechnet eine
Truppe von Juristen fuhr mit uns. Eher konservativ, wie wir
damals eingestellt waren, waren diese Studenten das ziemliche Gegenteil von uns. Als der Zug dann für einen Zwischen-
stopp anhielt, folgte die erste Kabbelei in Form einer kräfti-
gen Schneeballschlacht. Einer aus der Juratruppe hat mich
gleich ordentlich eingeseift. Wie es der Zufall wollte, waren
wir nach der Fahrt auch noch im selben Haus untergebracht,
dem Haus Assmann in Schierke. Am nächsten Tag waren wir
auf dem Brocken Skifahren – und ich habe ziemlich schnell
festgestellt, dass Manfred kein großer Skifahrer ist. Ich habe
später erst erfahren, dass er vom platten Land kommt. Ich
selbst bin praktisch auf Skiern groß geworden.

Beim Essen saßen wir zufällig am selben Tisch. Und da ich immer schon eine mäkelige Esserin war, habe ich mein Hauptgericht, wenn es mir nicht schmeckte, gegen Manfreds Nachtisch getauscht. Da war er ganz unkompliziert. Abends sind wir ausgegangen, in den Dachsbau im Nobelhotel Heinrich Heine. Dort beim Tanzen auf dem Parkett wurde der mäßig begabte Skifahrer zu einem wirklich guten Tänzer. Er war mir sympathisch, mehr aber auch nicht. Denn in meinem Kopf geisterte noch ein persischer Zahnmediziner aus München herum, in den ich sehr verliebt war. Das Ganze war allerdings rein platonisch, da weder er noch ich damals als Studenten frei reisen konnten. Für diesen Winterurlaub hatte er mir eine ganze Kiste mit türkischem Honig geschickt. Davon habe ich abends oft mit Manfred und den anderen Studenten genascht.

Liebe auf den ersten Blick war es bei mir nicht, überhaupt nicht. Aber mir gefiel, dass Manfred immer freundlich, hilfsbereit und gut gelaunt war. Er hatte außerdem für alles eine Lösung parat und war sehr unterhaltend. Mehr war damals aber noch nicht.

Zurück in Jena rief er mich an, um mich ins Kino einzuladen. Ich hatte in der Zwischenzeit meine Fühler schon ein wenig ausgestreckt – und dabei erfahren, dass dieser Manfred ein echter Draufgänger zu sein schien. Ein wahrer Hallodri. Ich war entsetzt und dachte: Nicht mit mir. Deshalb habe ich kurzerhand eine Freundin samt deren Freund zu unserem Kinobesuch mitgenommen. Manfred war ganz schön erstaunt, dass ich gleich zwei Anstands-wauwaus dabeihatte.

Auch wenn wir uns anfangs nicht häufig sahen – er machte gerade Staatsexamen, und ich musste für mein Medizinstudium regelmäßig für Testate lernen –, wurde es immer ein bisschen besser und inniger zwischen uns. Und irgendwann wurde daraus Liebe.

Im Sommer 1959, ein paar Monate nach unserem Ken-nenlernen, fragte Manfred mich, ob wir uns nicht verlo-ben wollten. Ich war gerade zwanzig, sagte »Ja« und war mir über die Folgen überhaupt nicht im Klaren. Ich bin in diese Sache irgendwie so hineingesegelt. Dass das ein Ja für ein ganzes Leben sein würde, war mir damals nicht bewusst.

Verlobt haben wir uns heimlich auf Hiddensee, im ers-ten Haus am Platze, dem Dornbusch. Von dort verschick-ten wir Karten, die wir vorher hatten drucken lassen. Gewohnt haben wir privat bei einem Vogelkundler, denn es gab damals auf der kleinen Ostseeinsel noch keine offi-ziellen Quartiere. Große Festivitäten wollten wir gar nicht haben. Unsere Eltern zusammen, das hätte irgendwie gar nicht gepasst. Meine Eltern waren Akademiker, Manfreds Eltern waren Geschäftsleute. Sie hatten ja früher eine Gast-stätte in Stettin, und die Interessen gingen völlig ausein-ander. Wobei ich heute weiß, dass das damals eher meine Sicht der Dinge war. Als unsere Eltern später im Renten-alter alle hier in Potsdam lebten, haben sie sich großartig verstanden. Hinzu kam, dass ich anfangs für Manfreds Eltern auch nicht die ideale Schwiegertochter war. In Greifswald gab es eine fromme Kirchentochter, die später Apothekerin wurde. Mit ihr hatten sie Manfred wohl schon vor dem Altar gesehen, auch wenn sie mich das nie spüren ließen.

Die Eltern haben uns die Heimlichtuerei über den Zeitpunkt unserer Verlobung übrigens im Nachhinein verziehen. Und für uns ging das Leben danach auch ganz normal weiter. Manfred steckte mitten im Staatsexamen, und ich war immer wieder von neuem verblüfft, wie viel freie Zeit er dennoch hatte. Er war einfach gut und musste deshalb kaum lernen. Nach der Prüfung bekam Manfred aufgrund seiner Kirchenbindung keine Stelle und wurde deshalb erst einmal von der Berufslenkungskommission zu Jenapharm geschickt. Der Einzige, der richtig glücklich über diesen Umstand war, war wohl mein Vater. Auch wenn er sich an den Gedanken gewöhnt hatte, einen Juristen in der Familie zu haben, hätte Manfred seiner Meinung nach noch auf die Ingenieursschule gehen sollen. Damit aus seiner Sicht doch etwas Ordentliches aus ihm werden könne. Manfred sah das naturgemäß etwas anders. Als er sich nach einigen Wochen während der Arbeit mit einer infizierten Scherbe schnitt, war ihm endgültig klar, dass seine Zukunft hier nicht liegen würde. Mit einem dicken Verband kam er am Abend nach Hause. Durch die Infektion bekam er eine Lymphangitis, umgangssprachlich auch Blutvergiftung genannt, und war einige Zeit außer Gefecht gesetzt. Er nahm kurz danach eine Ausbildung als Kirchenjurist in Berlin auf und setzte parallel dazu in Westberlin sein Jurastudium fort, um noch einige Scheine zu machen.

Ich bekam kurz vor meinem Physikum, das ich ohnehin entsetzlich fürchtete, eine Nierenbeckenentzündung, die mich völlig lahmlegte. Mein Vater sah zum zweiten Mal seine große Stunde gekommen und hoffte inständig, dass ich nun doch Röntgenassistentin werden würde. Seine Worte habe ich noch genau im Kopf: »Wenn du heiratest, musst du doch nicht Medizin studieren.« Tatsächlich hatte ich mich an der Jenaer Uni abgemeldet und war eine Zeitlang nach Greifswald gegangen, um an der dortigen Klinik auf der HNO-Station als Hilfsschwester zu arbeiten. Das hat mir zwar viel Spaß gemacht, aber nachdem ich ein bisschen länger in den Betrieb hineingeschnuppert und diverse Ärzte kennen gelernt hatte, dachte ich mir: Blöder als die bist du auch nicht. Mir war klargeworden, dass ich unbedingt weiter Medizin studieren wollte.

Ohne Wissen meiner Eltern meldete ich mich wieder zum Studium an der Uni in Greifswald an. Dem Prorektor dort missfiel jedoch mein mangelndes politisches Engagement. Er wollte wissen, warum ich nicht in der FDJ tätig sei, wo ich doch in Moskau aufgewachsen sei. Ich bekam die Auflage, mich gesellschaftlich zu bewähren – und wurde so notgedrungen FDJ-Kassiererin. Das war ein vergleichsweise harmloser Posten. Ich musste nur einmal im Monat die Beiträge kassieren und die entsprechenden Marken austeilen, die man sich ins Mitgliedsbuch klebte. Dadurch bekam ich die Zulassung an der Uni Greifswald. Ein Zimmer war nur schwer zu finden, und so wohnte ich dort bei meinen Schwiegereltern. Ich habe es mit Fassung getragen, denn als Ausgleich konnten Manfred und ich uns jetzt jedes Wochenende sehen. Wir unternahmen tolle Ausflüge mit seinem Motorrad, einer 150er Jawa, unser größtes Glück. Meistens sind wir an die See gefahren, wo wir stundenlang die Alleestraßen entlangknatterten und uns einfach frei und glücklich fühlten.

Irgendwann musste ich dann aber doch zum gefürchteten Physikum antreten. Für mich ein absoluter Horror. Wir mussten damals noch Frösche sezieren, das ist heute verboten. Ich hatte glücklicherweise einen Kommilitonen, der den Frosch immer für mich geköpft hat. Ich konnte schon nicht in den Eimer greifen, um eines der zappelnden Tiere herauszuholen. In den Wochen vor der Prüfung absolvierte ich an den Wochenenden mit Manfred regelmäßig eine Art Verhaltenstherapie. Unter seiner Anleitung versuchte ich, Frösche auf den Wiesen einzufangen und sie anschließend länger anzufassen. Irgendwann fiel mit das etwas leichter.

Meine Eltern ahnten von meinem Studium nach wie vor nichts. Schlimmer noch, ich habe meinen Vater sogar angelogen. Ich hatte ihm erzählt, ich hätte mich an einer Fachschule in Greifswald als Röntgenassistentin beworben. Ich hatte Freunde an dieser Schule, deshalb wusste ich, wie es da zuging, und konnte bei meinen wenigen Besuchen in Jena meinen Eltern auch ohne Probleme über meine angebliche Ausbildung erzählen. Eines Tages brauchte mein Vater jedoch eine Bescheinigung der Schule von mir für die Steuer. Da platzte die Bombe, und ich schickte meinem Vater eine Karte mit der Aufschrift: »Mundus vult decipi – die Welt will betrogen sein.« Er machte glücklicherweise gute Miene zum bösen Spiel.

Unsere Hochzeit verlief übrigens ähnlich heimlich wie unsere Verlobung. In Dresden, weit genug entfernt von allen Verwandten. Meinen Eltern konnte ich davon nichts erzählen. Während des Studiums zu heiraten, das passte nun gar nicht in ihre konservative Welt. In Westberlin gingen wir auf Hochzeitsshopping-Tour. Damals wurden die Rocksäume plötzlich kürzer, und ich kaufte bei Leineweber in der Kantstraße ein wunderschönes schlichtes, knielanges cremefarbenes Brautkleid. Es passte auf Anhieb. Der Schuhkauf war da schon mühsamer. Manfred ist nur 4 cm größer als ich. Normalerweise lief ich nur in flachen Ballerinas rum, um ihn nicht zu überragen. Zur Hochzeit durfte aber ein wenig Absatz schon sein. Am Ende einigten wir uns auf 3 cm hohe Pfennigabsätze, die damals gerade in Mode waren. Wie wir die ganzen Habseligkeiten heil auf dem Motorrad von Berlin nach Dresden gebracht haben, weiß ich heute beim besten Willen nicht mehr. Auch von der ganzen Hochzeitszeremonie weiß ich nichts mehr, vermutlich habe ich das vor lauter Aufregung ausgeblendet.

Nach einer wirklich schönen Feier im Nobel-Restaurant Luisenhof gingen wir am nächsten Tag mit dem Motorrad auf Hochzeitsreise – durch die Sächsische Schweiz. Auf dem Rückweg statteten wir meiner Oma im Harz einen Besuch ab. Sie mochte Manfred schon immer sehr gerne. Aber auch ihr hatten wir nicht verraten, dass wir jetzt verheiratet waren. Meine Oma bewohnte ein wunderschönes Haus in Stolberg mit lauter echten Biedermeiermöbeln. Anfang der 1960er Jahre verkaufte mein Vater das Haus für 'nen Appel und 'n Ei – mitsamt dem ganzen Mobiliar, da wir das Haus von Jena aus nur schwer erhalten konnten und eine Vermietung nur Ärger gebracht hätte. Das war lange Zeit ein wunder Punkt in unserer Familie, ein Tabuthema. Meine Schwester hat sich das Haus nach der Wende noch einmal angesehen. Die heutigen Besitzer dachten schon, wir wollten es wiederhaben, aber das stand natürlich nicht zur Debatte. Es war ja regulär verkauft worden.

Wenige Wochen nach unserer Hochzeit am 25. Juli 1961 wurde die Mauer gebaut. Ich wäre ja eigentlich schon 1959 am liebsten in den Westen gegangen. Ich hätte dort Slawistik studiert, Manfred Jura – für mich war das eine herrliche Vorstellung. Doch für ihn stand das überhaupt nicht zur Debatte. Und da ich irgendwie an diesem Mann hing, bin ich eben auch geblieben. Nach dem 13. August stellte sich diese Frage sowieso nicht mehr, die Mauer war dicht. Und Manfred hatte plötzlich täglich damit zu tun, die Folgen der Teilung zu lindern.

Nachdem ich das Physikum in Greifswald mit viel Zittern und Bangen und der liebevollen moralischen Unterstützung meines Mannes geschafft hatte, beantragte ich einen Hochschulwechsel nach Berlin. Noch länger bei meinen Schwiegereltern zu wohnen, das hätte ich nicht ausgehalten. Sie waren zwar lieb und nett zu mir, hatten aber überhaupt keine Vorstellung von meinem Studium und den damit verbundenen Mühen. »Ruh dich doch einfach mal aus«, lautete stets der freundliche, aber gänzlich unbrauchbare Rat meiner Schwiegermutter. Ich musste einfach immer viel pauken, mir fiel das Studium nicht so leicht wie Manfred. Da er als mein Mann ja bereits bei Berlin wohnte, bekam ich den Wechsel anstandslos genehmigt. Unsere Wohnung in Potsdam hatten wir durch einige Tricks schon vor der Hochzeit bekommen. Nach der Zeit in beengten Studentenzimmern und bei den Schwiegereltern erschien mir die Wohnung wie das Paradies auf Erden. Zwei Zimmer mit Blick in den Garten, zwar ohne eigenes Bad, aber immerhin mit kleinem WC – einfach herrlich.

Der Wechsel aus meinem kleinen Greifswald mit seiner überschaubaren Uni nach Berlin bereitete mir allerdings zu Anfang Probleme. Diese Riesenstadt, Hörsäle mit 400 Kommilitonen, das waren Verhältnisse, die mir etwas unbehaglich waren. Ich kannte niemanden und fand nur selten einen Sitzplatz in den Vorlesungen, die alle hoffnungslos überbelegt waren. Zudem musste ich so oft die

Institute wechseln, dass ich fast zu jeder Vorlesung zu spät kam. Ich war ja solche langen Wege gar nicht gewohnt.

Kurz nach meinem Umzug nach Berlin beschlossen wir, gegenüber der Familie endlich unser großes Geheimnis zu lüften. Ich hatte mich schon gewundert, dass meine Eltern unser Zusammenziehen so gelassen hinnahmen. Wir sind im Winter ins polnische Zakopane zum Skilaufen gefahren und haben von unserer vermeintlichen Hochzeitsreise endlich unsere Hochzeitsanzeigen verschickt.

Leben

Dezember 2008, Klinikum
Ernst von Bergmann, Potsdam

»Jetzt liegen wir beide flach. Meinem Mann wurde gestern
ein Stück des Leberlappens entfernt. Zahlreiche Metastasen – ein Souvenir seines Darmkrebses vor vier Jahren.
Er liegt auf der Intensivstation. Als ich an sein Bett trete,
erkenne ich ihn kaum wieder. Es sind nicht die Schläuche
und piepsenden Geräte, die mir Angst machen, sondern
seine geradezu apathische Ruhe. Er, der immer etwas tun
muss, liegt da im Bett, sagt kein Wort, hat die Augen
geschlossen. Ich bin nur kurz rübergekommen nach meiner Chemotherapie. Selber kaum in der Lage, auf den Bei-
nen zu stehen. Doch im Gegensatz zu ihm geht's mir ja fast
glänzend. Abends kann ich das erste Mal kurz mit ihm telefonieren. Von Handy zu Handy, obwohl uns doch nur
wenige Meter trennen. Den Gute-Nacht-Kuss gibt es
durch die Leitung.«

Lieber, verehrter Herr Dr. Stolpe,
liebe Frau Ingrid Stolpe,

tief beeindruckt von Ihrem gemeinsamen Auftritt im Fern-
sehen und Ihren Aussagen zu der Erkrankung in der
Presse, meine Hochachtung.
Es war wichtig!
Von Herzen kommende Grüße und die allerbesten
Wünsche für eine baldige Genesung von
Ihrer Friede Springer

PS: Am 16. 5. haben Sie Geburtstag, da bin ich auf Reisen
und werde an Sie denken.

Sieben Jahre dauerte es, bis aus dem Ehepaar Stolpe eine
Kleinfamilie wurde. 1968 kam Tochter Katrin zur Welt.
Ein Wunschkind – und ein echtes Papakind. Die intensive
Bindung hat bis heute gehalten. Katrin war für das Paar ein
Anker der Stabilität in guten wie in schlechten Zeiten.
Noch heute wohnt sie mit ihrer Familie in direkter Nach-
barschaft zu ihren Eltern. Ingrid Stolpe erzählt von Katrins
Geburt und von Familienurlauben, die immer ein wenig im
Chaos endeten:

Im Sommer 1967 fiel mir während unseres Urlaubs im
tschechischen Spindlermühle plötzlich auf, dass meine
Periode schon Tage überfällig war. Zurück in Potsdam

ging ich zum Arzt, der mir einige Minuten später zur Schwangerschaft gratulierte. Ich war fassungslos – vor Freude. Ich war inzwischen dreißig, mein Mann sogar 32, das war für DDR-Verhältnisse alt. Außerdem waren wir bereits sieben Jahre verheiratet.

Während der Schwangerschaft, die zum Glück völlig problemlos verlief, leistete ich nur Tagesdienste in der Klinik. Sechs Wochen vor der Entbindung durfte man damals aufhören zu arbeiten. Da ich aber noch meinen ganzen Jahresurlaub hatte, konnte ich mir fast drei Monate am Stück freinehmen. Das war herrlich. So viel freie Zeit hatte ich nie vorher im Leben – und danach auch nicht. Ich entwickelte wie viele Schwangere einen regelrechten Aufräumwahn, legte für alle möglichen Kleinigkeiten Kartons an und beschriftete diese akribisch. Jeder Nagel wurde katalogisiert. Abends war ich dann völlig erschöpft und glücklich, so viel Ordnung in mein Leben gebracht zu haben.

Entbunden habe ich am selben Tag wie Hildegard Knef. Wir hörten die Nachricht noch morgens im Radio, kurz darauf hatte ich einen Blasensprung, und dann sind wir losgefahren. Während ich im Kreißsaal lag, organisierten Manfred und meine Schwester unseren Umzug in eine neue Wohnung. Die Geburt verlief einigermaßen stürmisch. Der Chefarzt hatte keinen Dienst und der Oberarzt es leider sehr eilig, weil seine Frau Geburtstag hatte und er zum Mittagessen zu Hause sein wollte. Aber ich hatte das Gefühl, aus den Wehen überhaupt nicht mehr herauszukommen. Doch dann war Katrin endlich auf der Welt.

Anfangs hielt sie uns ganz schön auf Trab. Ein bisschen war das auch meine eigene Schuld. Ich habe sie nicht nach Vorschrift gestillt, sondern immer dann, wenn sie schrie. Und natürlich hat sie viel geschrien, weil sie gerne in meiner Nähe war. Jeden Abend vor dem Einschlafen haben wir sie abwechselnd herumgetragen. Viele Freunde haben uns wegen des ganzen Aufwandes für verrückt erklärt, dem Kind hat es aber nicht geschadet. Wir haben uns die Kindererziehung, so gut es ging, geteilt. Wenn ich Hausbesuche machen musste, hat Manfred die Kleine gefüttert und gewickelt – was gar nicht so einfach war mit diesen riesigen Mullwindeln. Damals kam mein Mann abends noch zu familienfreundlichen Zeiten nach Haus, meist so gegen sechs oder sieben. Außerdem hatten wir in den ersten drei Jahren noch Hilfe durch unseren guten Hausgeist, Frau Siegel aus Babelsberg. Sie war anfangs nur für den Haushalt zuständig, aber als ich nach einem Jahr wieder anfing zu arbeiten, übernahm sie auch die Betreuung von Katrin. Eine wirklich wunderbare Frau, ohne die wir ganz schön aufgeschmissen gewesen wären.

Wenn wir unterwegs waren, nahmen wir Katrin eigentlich immer mit. Ich denke, auch wenn es manchmal anstrengend war, hat ihr das nicht geschadet. Wir haben uns ehrlich gesagt darüber auch nicht den Kopf zerbrochen. Dieses ängstliche Erziehen von heute und das Wälzen von endlosen Ratgeber-Büchern, das gab es bei uns einfach nicht. Ich bin sowieso der Meinung, dass Eltern intuitiv vieles richtig machen.

Mit wenigen Ausnahmen, denn Manfred hätte aus Katrin beinahe ein kleines Moppelchen gemacht. Ich hatte sie nur vier Monate gestillt, danach sind wir auf Fertignahrung umgestiegen. Wir fütterten Katrin mit Milasan, hatten aus der Klinik aber einen Messlöffel für das Konkurrenz-Produkt KiNa mitbekommen. Ich fragte mich, ob man das einfach so eins zu eins übertragen könne, aber mein Mann sagte im Brustton der Überzeugung, das sei sowieso alles das Gleiche. Und ich glaubte ihm einfach. Eines Nachmittags stand ich mit Katrin im Arm auf dem Balkon, als eine Nachbarin mich anredete: »Na, jetzt wird's aber auch ein kleines Dickerchen.« Da bin ich stutzig geworden, habe in einer privaten Drogerie in Jena um einen Milasan-Messlöffel gebeten, und siehe da: Milasan war zu 50 Prozent ergiebiger als die andere Nahrung.

Katrin war wirklich pflegeleicht und auch sehr früh selbständig. Sie hat wenig geweint und auch im Umgang mit anderen Menschen nicht stark gefremdelt. Ich kann mich nur an eine Horrorszene erinnern, als sie die halbe Nacht schrie, was ganz untypisch für sie war. Ich habe sie gründlich untersucht, fand aber nichts. Da uns das Ganze etwas unheimlich war, beschlossen wir, in die Kinderklinik zu fahren. Vorher gaben wir ihr noch schnell ein Fläschchen. Und siehe da, das Geschrei hörte auf. Sie hatte einfach nur Hunger gehabt. Warum zu dieser Zeit, das wissen wir nicht. Ihr fehlte jedenfalls sonst gar nichts.

Anfangs schlief Katrin bei uns im Zimmer, wodurch sie eine große Nähe zu uns entwickelte. Als wir aber eines Tages unser Schlafzimmer nach oben in die Mansarde verlegten und Katrin in unserem früheren Schlafzimmer nächtigen sollte, hatten wir die Rechnung ohne unsere Tochter gemacht. Gegen Mitternacht hörten wir regelmäßig kleine Füße die Treppe hochtippeln. Katrin kuschelte sich in unsere Mitte und schlief fast augenblicklich ein. Weil es so eng wurde, hat mein Mann oft wortlos das Feld geräumt und sich in ihr Kinderbett gequetscht. Dieses Hinterherwandern hat sie lange beibehalten, was zu lustigen Szenen führte. In einem Ungarnurlaub etwa hatten wir sie gerade ins Bett gebracht, und nun wollten wir mit dem Lift hinunter in die Bar fahren, um noch ein Glas zu trinken. Als wir unten ankamen, stand unser Kind im roten Bademantel in der Lobby – sie hatte die Treppe genommen. Das Hotelpersonal war entzückt, wir waren grenzenlos verblüfft.

Als Zweijährige hatte Katrin eine Phase, in der sie immer wieder Gläser zerbiss. Wir saßen in einem wunderschönen Panoramarestaurant im tschechischen Brünn und genossen die herrliche Aussicht, als plötzlich die Leute am Nebentisch erstarrten und völlig entsetzt auf unsere Tochter schauten. Die pulte sich gerade Glasscherben aus dem Mund und hatte sich zum Glück dabei nicht verletzt. Sie entwickelte eine regelrechte Freude am Zerbeißen von Gläsern – und wir wurden Weltmeister im Vertuschen, indem wir die Gläser wenigstens notdürftig wieder zusammensetzten. Wir waren ihr aber nie ernsthaft böse deswegen. Die meiste Erziehungsarbeit habe ich geleistet. Mein Mann fand sich besonders in späteren Zeiten eher in der Rolle des guten, aber leider selten anwesenden Vaters wieder. Wenn er allerdings zu Hause war, dann gehörte seine ganze Aufmerksamkeit uns. Nie brachte er Akten oder anderen Papierkram mit. Zu Hause an seinem Schreibtisch hätte er mich oder Katrin niemals weggeschickt, weil er keine Zeit hat. Das gab es einfach nicht.

Als Katrin in den Kindergarten kam, klappte zunächst alles problemlos. Doch von einem auf den anderen Tag wollte sie plötzlich nicht mehr hingehen. Sie klammerte sich morgens an mich, weinte und war nicht zu überreden, auch nur einen Fuß in den Kindergarten zu setzen. Auf meine Nachfrage erzählte die Kindergärtnerin mir, dass es Probleme mit dem Essen gäbe. Man hätte Katrin deshalb einzeln an einen Tisch gesetzt, an dem sie so lange sitzen bleiben musste, bis der Teller leer war. Ich war entsetzt über diese drastischen Erziehungsmethoden und bat darum, ihr einfach etwas kleinere Portionen zu geben – sie würde schon nicht verhungern. Von da an hat es funktioniert.

Katrin blieb unser einziges Kind, und ich bin auch nicht böse darum. Ich war nie der Typ Frau, der seine große Bestätigung in der Mutterrolle sucht. Ich fand das alles schön, habe mich sehr über Katrin gefreut und finde, dass ein Kind etwas Wunderbares ist. Wenn noch eines gekommen wäre, hätten wir es natürlich auch behalten, aber es sollte nicht sein. Dabei habe ich nie die Pille genommen, denn die war 1965 erst in der Erprobungsphase, und wie viele andere Frauen traute ich ihr noch nicht über den Weg. Die Pille kann also auch nicht die Ursache für meinen späteren Brustkrebs gewesen sein.

Geradezu legendär waren unsere Familienurlaube, die oft in einem mittleren Chaos endeten. Wir nahmen immer Freundinnen von Katrin mit, damit sie nicht alleine war. Und das hat in schöner Regelmäßigkeit zu Problemen geführt. Das harmloseste war noch ein Sonnenstich, den wir mit kühlen Umschlägen im Schatten schnell in den Griff bekamen. Richtig dramatisch wurde es, als eine Freundin von Katrin an der russischen Ostsee in einen alten Stacheldrahtzaun stürzte. Im Hotel in Leningrad, wo wir damals unser Quartier hatten, kühlten wir das Knie erst einmal und legten ihr dann notdürftig einen Verband aus Taschentüchern an. Während der Nacht ging es ihr plötzlich sehr schlecht. Sie musste sich übergeben und hatte hohes Fieber. Glücklicherweise hatte ich Penicillin dabei und gab ihr eine Dosis davon.

Auf der Suche nach ordentlichem Verbandsmaterial fuhren wir am frühen Morgen mit dem Taxi durch halb Leningrad. Ich erinnere mich noch, dass an allen Apotheken schon von weitem ein Schild zu sehen war, auf dem

»Wata njet«, also »keine Watte« stand. Erst recht gab es kein Verbandsmaterial. Erst in einem Sportgeschäft wurden wir fündig und konnten die Wunde vernünftig verbinden. Dann haben wir unsere Sachen gepackt, fuhren zurück nach Deutschland und dort direkt in die Chirurgie. Die Ärzte fanden ein kleines Stück Stacheldraht im Knie des Mädchens, das die starke Entzündung ausgelöst haben musste.

Eines Tages war es so weit, Katrin wurde flügge. Ihren 18. Geburtstag wollte sie unbedingt ohne uns feiern, das war ihr größter Wunsch. Wir hatten damit kein Problem und mieteten uns für eine Nacht in Berlin in einem Hotel ein. Katrin stellte eine Tischtennisplatte im Garten auf und zauberte gemeinsam mit ihren Freundinnen ein tolles Büffet. Als wir am nächsten Tag nach Hause kamen, war meine Tochter schon fast fertig mit Aufräumen, das Haus sah aus wie neu. Sie hatte sogar daran gedacht, unsere Polstermöbel mit Bettlaken abzudecken. Mit ihrer Ordnungsliebe hat sie mich früher schon überrascht. Obwohl ich selbst ein präziser und genauer Mensch bin – mit ihr konnte ich nie mithalten. Ich durfte noch nicht einmal ihren Ranzen anrühren: »Du bringst mir nur alles durcheinander«, war ihr Kommentar. Mit dieser Akribie zog sie später auch ihr Jurastudium durch.

Katrin ist übrigens ein klassisches Papakind. Sie bespricht alles Wichtige mit ihrem Vater, selbst Dinge, die sie eigentlich geheim halten wollte. Wie ihre Hochzeit – genau wie wir hatte sie heimlich heiraten wollen. Einzig ihrem Vater vertraute sie das Geheimnis vorab an, und er hielt natürlich dicht. Irgendwann kam eine Einladung nach Hiddensee zu einem Familienbeisammensein mit »Festkleidung und Wanderschuhen«. Sie hatte alles perfekt organisiert und sogar einen Friseurtermin für mich ausgemacht.

Ihrem Vater hat sie wohl auch deshalb vorher von der Hochzeit erzählt, weil er als Ministerpräsident zu dieser Zeit noch Personenschutz hatte. Im Ausland ging es auch ohne, auf Reisen im Inland war es aber Pflicht, dass sie mitkamen. Gestört hat uns das aber nie, ganz im Gegenteil, diese jungen Männer gehörten mit der Zeit zur Familie. Die meisten waren in Katrins Alter, und wenn wir unterwegs waren, haben wir immer daran gedacht, dass auch sie etwas von dem Ausflug hatten. Viele der Personenschützer kamen nicht aus Brandenburg und kannten sich hier kaum aus. Deshalb habe ich gefragt, was sie noch nicht gesehen hatten, und dort sind wir dann hingefahren. Weniger begeistert waren sie, wenn wir uns auf die Fahrräder schwangen, um beispielsweise auf dem Darß eine Tour zu machen.

Katrin wurde zwei Jahre nach der Hochzeit schwanger und bekam ihr erstes Kind, Felix. Dann musste ihr Mann 2007 für ein Jahr nach San Francisco, weil er dort einen

Forschungsauftrag für sein Pharmaunternehmen übernehmen sollte. Katrin und Felix gingen mit. In San Francisco
wurde sie erneut schwanger. Mit 39 – da gilt man ja sofort
als Risikoschwangere und wird besonders kritisch beäugt.

Sie erhielt von ihrem Arzt einen genauen Ernährungs-
plan, an den sie sich wirklich bis aufs Gramm hielt. Die
Ärzte haben sie dafür geliebt und sagten, sie hätten selten
eine so vorbildliche Schwangere erlebt. Mich hat das fast
wahnsinnig gemacht. Denn mein Mann und ich waren
damals live dabei. Ich quasi als Haushälterin und er als
Chauffeur. Wir haben Katrin und ihren Mann zweimal für
ein paar Monate in Amerika besucht, um ihr während der
recht schwierigen Schwangerschaft, in der sie viel liegen
musste, ein wenig unter die Arme greifen zu können, und
vor allem, um Felix zu betreuen. Beim ersten Mal haben
wir im Haus der beiden gelebt, das war mir aber auf Dauer
zu anstrengend. Zu viel Nähe kann ich nicht ertragen.
Beim zweiten Aufenthalt von August bis Dezember mieteten mein Mann und ich ein Apartment an, das war stress-
freier. Am 18. September kam Finn auf die Welt. Während
der Geburt war nur unser Schwiegersohn dabei, mein
Mann und ich kümmerten uns um Felix.

Katrin erholte sich schnell von der Geburt. Und bereits
in der folgenden Woche waren wir wieder viel auf Achse.
Ich war erstaunt, wie begeistert alle Amerikaner von dem
»new baby« waren. Ständig wurde ich angesprochen, wie
alt Finn denn sei und wie »cute«, wie niedlich er wäre.

Von der Stadt haben wir damals nicht viel gesehen, weil wir ständig im Familieneinsatz waren. Wenigstens haben wir es einmal geschafft, mit der Bahn nach Sacramento zu fahren.

Wenige Monate nach der Geburt von Finn zog unsere Tochter mit ihrer Familie wieder nach Deutschland zurück. Seitdem leben wir wieder ganz nah beieinander. Aber nicht in einem Haus, das würde nicht funktionieren. Katrin und ihre Familie leben in einem Haus auf der anderen Straßenseite. Das ist für die beiden äußerst praktisch, denn manchmal sind doch Engpässe zu überbrücken – und da springe ich ganz gerne mal ein.

*

Obwohl Manfred Stolpe schon relativ schnell nach der Geburt von Katrin beruflich stark eingespannt war, hat sich ein ganz besonderes Tochter-Vater-Verhältnis zwischen den beiden entwickelt. Ebenso innig ist seine Bindung zu den beiden Söhnen von Katrin, Felix (2001 geboren) und Finn (2007 geboren). Wenn sie vor der Tür stehen, haben Telefon und Fax eine Pause.

Katrin und ich hatten immer schon ein ganz besonderes Vertrauensverhältnis. Nachts, wenn sie in ihrem Zimmer nicht schlafen konnte, kam sie häufig nach oben zu uns in Schlafzimmer getapst. Meine Frau hat ihr dann immer nach einigen beruhigenden Worten gesagt, sie möge doch in ihr Bett zurückgehen. Da sie dort also nichts erreichte, kam sie an meine Bettseite, wohl wissend, dass sie mich eher um den Finger wickeln konnte. Jedenfalls endete das Ganze dann oft damit, dass ich sie ins Bett hineinließ und irgendwann ganz leise das Feld räumte und mich einen Stock tiefer in Katrins Bett legte. Böse war ich ihr deswegen nie.

Überhaupt war ich kein besonders strenger Vater. Wenn es zu bunt wurde, bin ich zwar schon einmal etwas lauter geworden. Da sie das aber gar nicht gewohnt war, führte schon ein leichtes Erheben meiner Stimme bei ihr zu Tränen.

Katrin war immer gerne bei mir und hätte am liebsten den ganzen Tag mit mir verbracht. Einmal brachte ich sie morgens in den Kindergarten, da war sie etwa vier. Zu dieser Zeit ging sie nicht besonders gerne dorthin, weil die Kindergärtnerin recht streng zu ihr war und sie immer zwang, ihren Teller leer zu essen. Das war sie von zu Hause gar nicht gewohnt, denn da musste sie nur so viel essen, wie sie eben Hunger hatte. Jedenfalls standen wir auf der Straße vor dem Kindergarten, und sie zog plötzlich einen Fahrschein aus der Tasche. Es war eine alte, abgelaufene Monatskarte von mir. Sie hielt sie mir hin und sagte: »Nimm mich doch heute mit nach Berlin, ich habe auch schon einen Fahrschein.« An diesem Tag habe ich sie wirklich schweren Herzens dort gelassen.

Diese Nähe zueinander ist bis heute geblieben. Und ich glaube inzwischen fest daran, dass eine Tochter das Beste ist, was einem Vater passieren kann. Der ehemalige Ministerpräsident und Wirtschaftsminister Wolfgang Clement, der gleich fünf Töchter hat, sagte einmal zu mir, dass ihn eigentlich gar nichts erschüttern könne.

Ich weiß, dass ich wichtig bin für Katrin. Darauf baue ich allerdings nicht und habe schon gar kein Anspruchsdenken. Es ist eher ein Gefühl der Zufriedenheit. Wir gehen sehr behutsam miteinander um. Sie kann bei mir wiederum großes Entgegenkommen erwarten, das sie aber nicht ständig in Anspruch nimmt. Kurz: Auch sie ist mir sehr wichtig. Ich bewundere ihre Leistung, sowohl im beruflichen Umfeld als auch in Bezug auf die beiden Kinder. Das ist vor dem Hintergrund, dass auch mein Schwiegersohn beruflich stark engagiert ist, oft eine schwierige Aufgabe, und ich hoffe, dass sie sich nicht zu viel zumutet und über ihre Belastungsgrenzen hinausgeht. Als Ingrid und ich erkrankten, war sie immer für uns da und zeigte sich sehr besorgt. Und sie hat auch versucht, uns in Bezug auf die Enkelbetreuung so wenig wie möglich zu belasten. Wenn ich im Krankenhaus lag, war Katrin neben meiner Frau immer die Erste, die in der Tür stand. Oft im Schlepptau von Felix und Finn, für die sie auf die Schnelle keine Unterbringung gefunden hatte. Allerdings hat auch sie, genau wie wir, einen Grundoptimismus und schleicht nicht ständig ängstlich um uns herum.

Die Zeit, die ich für Katrin aus beruflichen Gründen nicht haben konnte, nehme ich mir heute im Ruhestand für meine beiden Enkel Felix und Finn. Jeden Abend stehen die beiden pünktlich wie die personifizierte Lebensfreude vor unserer Haustür. Um zehn vor sieben ist Zeit für das Sandmännchen. Ein Ritual, das nur bei ganz dringenden Terminen ausfällt. Neben dem Fernsehen steht Spielen bei den beiden ganz hoch im Kurs. Finn liebt Memory. Dafür setzt er sich immer unter unseren Esstisch auf den breiten Fuß des Tisches. Mir bleibt nichts anderes übrig, als ebenfalls ein Stück unter den Tisch zu krabbeln und im Schneidersitz mit ihm zu spielen. Äußerst spannend findet er auch meine Kramschublade im Schreibtisch. Dort hinein kommen Dinge, die mir wichtig sind, die noch keinen Platz haben oder die ich schnell finden muss. Also ein buntes Sammelsurium aus Heftern, Büroklammern, Lupen, Medaillen, ausländischen Münzen, Lesebrillen und so weiter. Für Finn ist das eine wahre Schatzkiste. Er klettert auf meinen Schoß, zieht die Schublade auf und kramt ein Ding nach dem anderen heraus. Wenn er genug hat, lässt er es auf den Boden fallen. Inzwischen kann ich ihn glücklicherweise schon dazu bewegen, das Ganze auch wieder aufzusammeln. Ansonsten interessiert er sich momentan vor allem für Türschlüssel. Er zieht sämtliche Schlüssel aus den Schlössern, spielt damit und kann sie aber erstaunlicherweise danach wieder richtig verteilen. Das war vor wenigen Monaten noch mühsamer, da hat er sie immer in diversen Bodenvasen versenkt, und wir mussten sie lange suchen.

Das Spielen mit meinem größeren Enkel Felix ist dagegen eine ganz andere Herausforderung. Schach hat es ihm besonders angetan. Noch vor kurzem habe ich ihn öfter gewinnen lassen, heute muss ich mächtig aufpassen, dass er nicht wirklich gewinnt. Ganz hoch im Kurs steht bei ihm auch Lego. Heute sind das ja nicht mehr nur die bunten Kunststoffwürfel, die man irgendwie zusammenbaut. Das Ganze hat sich zu einem wahren Hightech-Spielzeug entwickelt. Felix' ganzer Stolz sind zurzeit drei Lego-Ritter in Schwarz, Rot und Gelb. Seine zweite ganz große Liebe gilt den Pokemon-Figuren, Monster in allen möglichen Variationen, mit denen man spielt – und vermutlich die Lehrer in der Schule in den Wahnsinn treiben kann. Diese zahlreichen Figuren und den Sinn des Spiels versucht Felix mir seit geraumer Zeit beizubringen – ich habe es immer noch nicht ganz verstanden. Dennoch bin ich Felix' wahrer Vertrauter in diesem Spiel, und mir wird als Einzigem in der Familie die Ehre zuteil, so eine Figur zumindest temporär ausgeliehen zu bekommen.

Karriere

21. April 2009, ARD-Studio
»Menschen bei Maischberger«, Köln

»Die Maskenbildnerin im Studio spricht von Locken. Ich wundere mich, wie sie meinen kurzen Flaum aufdrehen will. Sie zwirbelt und zaubert – und verwandelt meinen nach der Chemotherapie spärlichen Haarwuchs in einen ganz passablen modernen Kurzhaarschnitt. Wir sind zum zweiten Mal bei Sandra Maischberger in der Sendung eingeladen. Heute geht es nicht wie üblich um Politik, sondern um unsere gemeinsame Krankheit, den Krebs. Zusammen mit der Schwimmerin Janine Pietsch, die schon mit 26 Jahren an Brustkrebs erkrankte, der Oma des leukämiekranken Babys Helene, einem Krebsspezialisten und einer Frau, die sich aufgrund ihres vererbten Brustkrebs-Gens vorsorglich beide Brüste amputieren ließ. Die Atmosphäre im Studio ist fast familiär, das Gespräch mit Sandra Maischberger wirkt wie im Wohnzimmer. Uns alle verbindet ja das gleiche Schicksal, es ist fast wie eine therapeuti-

sche Sitzung. Hier belauert sich keine und es geht ja nicht um eine kontroverse Diskussion, wie es sonst in solchen Talkshows üblich ist. Nach der Sendung sitzen wir noch lange in unserer Schicksalsrunde zusammen und reden. Erst am nächsten Tag ist mir an den vielen Reaktionen der Menschen und Anrufe von Bekannten deutlich geworden, wie viele so spät abends vor dem Fernseher saßen und uns beäugt haben. Da kam ich mir ein wenig wie ausgezogen vor.«

Mit dem Auftritt in der Talkshow von Sandra Maischberger und dem Outing seiner Krebserkrankung steht Manfred Stolpe erneut im Rampenlicht. Eine Rolle, die ihm nicht fremd ist: Als Kirchenvertreter in der DDR, später als Ministerpräsident Brandenburgs und Bundesverkehrsminister war er über Jahrzehnte ein gefragter Gesprächspartner der Medien, sorgte aber auch für kontroverse Diskussionen:

Jeder Mensch hat eigentlich von klein auf mit Politik zu tun, ohne sich dessen überhaupt bewusst zu sein. Schon als Kind bekommt man mit, wie die Eltern Zeitungen lesen und wie sich Erwachsene über das Weltgeschehen unterhalten. Meine erste existentielle Begegnung mit der Politik hatte ich 1952 während meiner Schulzeit. Ich war damals im Grunde nicht anders als meine Mitschüler. Mit dem Unterschied, dass ich mich zur Jungen Gemeinde bekannte. Das waren die jungen christlichen Gruppen der evangelischen Kirche der DDR. Eines Tages wurden wir ohne Vorwarnung zu einer Schülerversammlung zusammengerufen, die in einer Art Schauprozess gegen einige Mitschüler der Abiturklasse ausartete, die ebenfalls der Jungen Gemeinde angehörten.

Ich spürte sofort ganz deutlich, dass dieser Schuss gerade noch einmal an mir vorbeigegangen war. Und ich wusste, ich steckte plötzlich mittendrin in einer politischen Auseinandersetzung des Staates gegen die Kirche. Die Kirche betrachtete man damals in der DDR als verlängerten Arm des Westens, also des Klassenfeindes, und deshalb sollte sie bekämpft werden. Später wurde die Kirche auch einmal als »Trojanisches Pferd« im Sozialismus bezeichnet, aus dessen Bauch heraus das Böse komme. Jedenfalls war die Schulleitung der Meinung, Schüler, die in der Kirche aktiv waren, könne man hier nicht dulden. Sechs der rund siebzig angehenden Abiturienten mussten die Schule mit sofortiger Wirkung verlassen. Das Ziel dieser Strafaktion war klar: Es ging um eine drastische Abschreckung, nach dem Motto: Seht her, das blüht euch auch, wenn ihr euch zur Jungen Gemeinde bekennt.

Der Schreck saß tatsächlich auch bei mir tief. Ich blieb zwar weiterhin in der Jungen Gemeinde aktiv, ging aber seltener zu Treffen. Zumal ich von meinen Eltern erfuhr, die beide inzwischen bei der Kirche arbeiteten, dass es auch dort immer wieder zu massiven Auseinandersetzungen kam. Leitende Kirchenleute wurden vom Staat vorgeladen, man drohte ihnen massive Strafen bis hin zur Haft an, wenn sie nicht alles unterlassen würden, was als feindselig gegen den Staat angesehen werden könnte. Aber das war erst der Anfang. Später wurden Studentenpfarrer und Jugendwarte eingesperrt, kirchliche Freizeiteinrichtungen geschlossen und von der staatlichen Jugendorganisation FDJ übernommen.

Geradezu erleichtert war ich im Juni 1953, als fast von einem auf den anderen Tag ein neuer politischer Wind wehte. Wenige Wochen zuvor war Stalin gestorben, und unter seinen Nachfolgern begann das politische Tauwetter in Moskau, das auch bis in die DDR wirkte. Unser Klassenlehrer teilte uns mit, dass junge Christen sich wieder öffentlich betätigen dürften. Meine Eltern fragten sich, ob das Leben als Christ in der DDR jetzt erträglicher werden würde. Ganz offen wurde das auch mit Nachbarn und Freunden diskutiert. Die Wandlung der Partei konnte ich mir nicht wirklich erklären, wir vermuteten damals eine Einsicht seitens des Staates. Es gab auch eine offizielle Erklärung des damaligen Ministerpräsidenten Otto Grotewohl, nach der es jetzt vorbei sei mit der Verfolgung von Christen. Mehr noch, die Regierung gestand sogar ein, dass man zu weit gegangen sei im Kampf gegen die Kirche. Man ließ plötzlich Pastoren und Kirchenmitarbeiter aus der Haft frei und gab konfiszierte Gebäude wieder zurück. Auch die zuvor ausgeschlossenen Schüler durften wieder an ihre Schulen zurück und konnten zum Abitur zugelassen werden.

Diese veränderte Haltung zur Kirche war nur ein Teil eines neuen Kurses, den die DDR-Politik, angehalten durch die sowjetische Führung, jetzt eingeschlagen hatte. Im *Neuen Deutschland*, dem Zentralorgan der SED, übte das Politbüro am 11. Juni sogar ein wenig Selbstkritik und kündigte an, dass die in der Bevölkerung heftig kritisierten Normerhöhungen zurückgenommen werden sollten und Einzelhändler, Handwerker oder kleine Privatunternehmer ihre zwangskollektivierten Betriebe wieder zurückverlangen konnten. Hintergrund war die katastrophale wirtschaftliche Situation in der DDR, die im Vergleich zum gerade aufblühenden Westen Deutschlands extrem zu spüren war. Bedingt durch enorme Ausgaben für das Militär und Reparationszahlungen ging es vielen Menschen jetzt schlechter als in der Zeit vor dem Krieg. Lebensmittel waren rationiert, abends wurde in Privatwohnungen immer öfter das Licht abgestellt, damit wenigstens die Industrie mit ausreichend Strom versorgt werden konnte.

Die angekündigten Maßnahmen reichten in den Augen der Bevölkerung allerdings nicht aus. Wenige Tage später, am 17. Juni 1953, kam es zu dem berühmten Arbeiteraufstand. Vorangegangen waren am Vortag erste Streiks in der Ostberliner Stalinallee. Wir in Greifswald bekamen das alles mit, denn meine Mutter hörte fleißig West-Rundfunk, so wie sie zur Nazizeit unter Lebensgefahr schon BBC gehört hatte. Der Norddeutsche Rundfunk war bei uns gut zu empfangen, und so hörten wir, dass es in Berlin und an anderen Orten zu Arbeiteraufständen gekommen war.

Einen entscheidenden Anteil an der Verbreitung dieser Nachricht hatte der Westberliner Sender RIAS, der bereits am 15. und 16. Juni von den Streiks und Protesten in Ostberlin berichtet hatte und am 17. Juni einen Streikaufruf des damaligen Westberliner DGB-Vorsitzenden Ernst Scharnowski sendete. Tatsächlich traten an diesem Tag in rund 500 Orten in der DDR Belegschaften in den Streik, es kam zu Kundgebungen und zum Sturm auf eine Reihe von öffentlichen Gebäuden. Die sowjetische Militärführung reagierte prompt, sandte ihre Soldaten und Panzer aus und verhängte über einen Teil der DDR-Bezirke das Kriegsrecht.

Ich erlebte den Aufstand in einem großen Reichsbahn-Ausbesserungswerk in Greifswald mit. Als ich morgens an dem Werk vorbei zur Schule fuhr, sah ich zahlreiche Wachposten der Seepolizei, einer speziellen Marineeinheit, vor den Toren stehen – mit aufgepflanzten Bajonetten, was durchaus dramatisch aussah. Mir war schnell klar, dass wir uns gerade in einer sehr angespannten Situation befanden. Zu Hause dachten meine Eltern mehr als einmal laut darüber nach, ob nach diesen Ereignissen die Regierung die kurz zuvor verkündeten Lockerungen wieder zurücknehmen würde. Nachdem wir zunächst Hoffnung geschöpft hatten, als wir die Macht des Volkes bei dem großen Aufstand spürten, war uns nach der schnellen Niederschlagung klar, dass die Macht des Staates nicht ohne weiteres zu brechen war – zumal die Russen deutlich machten, dass sie nicht tatenlos zuschauen würden, wohin die DDR steuert.

Zwei Jahre später machte ich mein Abitur und versuchte anschließend, einen Studienplatz zu bekommen. Aus Respekt vor meiner hervorragenden Klassen- und Deutschlehrerin war ich wild entschlossen, Germanistik zu studieren. Diese Plätze waren jedoch äußerst rar, an unserer ganzen Schule wurde nur ein einziger vergeben, und der ging an einen Mitschüler, der deutlich besser war als ich. Er war ein klassischer Einserkandidat. Mein Zeugnis war zwar auch ganz gut, ich war aber insgesamt zu lebhaft, um nur Einsen zu schreiben. Also ging ich fürs Erste zur Deutschen Notenbank und nahm dort eine wunderbare Tätigkeit als Geldzähler auf. Die Scheine waren so dreckig, dass kaum jemand diesen Job machen wollte. Eines Tages erhielt ich dann doch einen Studienplatz: für Jura in Jena. Wer weiß, vielleicht wäre ich sonst bei der Staatsbank der DDR gelandet und hätte dort eine Karriere hingelegt wie Edgar Most, der letzte Vizepräsident der DDR-Bank, der später Direktor der Deutschen Bank in Berlin wurde. Bedauert habe ich den Wechsel aber damals nicht.

Ich zog also vom Norden nach Jena und nahm dort mein Studium auf. Von dem Klima an der Uni war ich recht angetan. Wir studierten in einer Art Klassenverband, das

Ganze unterschied sich relativ wenig von meiner Schulzeit, und der Unterricht wirkte anfangs eher unpolitisch. Nicht zu übersehen war allerdings die SED-Parteigruppe an der Uni, die immer wieder ihre führende Rolle unterstreichen wollte. Auch viele Dozenten fühlten sich ihr zugehörig. Aber anfangs regte mich das noch nicht weiter auf.

Ich hatte mich mit einigen Kommilitonen zusammengefunden, die wie ich kein großes Interesse daran hatten, eine politische Karriere zu machen. Studenten wurden nach dem Studium von der Berufslenkungskommission in Jobs vermittelt, und Juristen kamen in erster Linie in Regierungsämter. Deshalb wollten viele von ihnen schon während des Studiums Linientreue beweisen. Wir hatten aber andere Berufswünsche. Einige wollten Justiziar bei einem Unternehmen werden, dafür musste man nicht in der SED sein. Andere hatten als Ziel, Rechtsanwalt zu werden. Ich übrigens auch. Als Sprungbrett stellte ich mir eine Karriere als Familienrichter vor.

Gemeinsam mit dieser Clique feierte ich auch immer den 1. Mai. Die offiziellen Feierlichkeiten verließen wir ganz schnell und veranstalteten dann unser ganz persönliches Maifest, auf dem es weniger steif zuging. Bei einer jener Feiern kamen wir auf den verwegenen Gedanken, eine eigene Partei zu gründen. Es war natürlich eher eine Gruppe als eine Partei, die wir damals SNP, Stramm Nationale Partei, nannten. Heute fühlt man sich bei diesem Namen natürlich sofort an eine rechtsradikale Gruppierung erinnert, wir meinten damals aber etwas ganz anderes damit. Mit »National« wollten wir darauf hinweisen, dass die Deutschen eine eigene Identität haben und nicht ständig unter dem Joch des großen sozialistischen Bruders, der Sowjetunion, stehen wollten. Denn wir bekamen ja permanent in allen Studienfächern vermittelt, dass alles die Sowjetunion vorgibt und wir das Ganze eigentlich nur umzusetzen haben.

1956 kam es zum Aufstand in Ungarn, der am 23. Oktober mit einer friedlichen Großdemonstration von Studenten in Budapest begonnen hatte. Sie forderten damals den Abzug der sowjetischen Truppen, freie Wahlen und bürgerliche Rechte. Nachdem der berüchtigte Sicherheitsdienst AVH hundert Demonstrierende erschossen hatte, entwickelte sich das Ganze nach wenigen Tagen zu einem bewaffneten Konflikt zwischen ungarischen und sowjetischen Truppen, bei dem mehr als 3000 Menschen starben. Hunderttausende Ungarn flüchteten damals gen Westen, viele nach Österreich, andere sogar nach Übersee.

Der Funke dieses Aufstands griff natürlich auch auf uns über. Weniger bei den Juristen, denn die waren überwiegend brav, eher bei Medizinern und Physikern. Studentenbälle wurden damals zum Ventil, um unsere Solidarität mit den ungarischen Kommilitonen zu demonstrieren. Schon bei der Vorbereitung und Gestaltung von Plakaten ließ man sehr subtil seine Ansichten einfließen. Ich erinnere mich an eine vermeintlich harmlose Illustration, die mit »An der schönen blauen Donau ...« überschrieben war. Viel mehr musste man ja gar nicht dazu sagen.

Bei solchen Veranstaltungen trafen wir überraschenderweise auch andere Kommilitonen aus unserer juristischen Fakultät. Uns wurde schnell klar, dass die dort sicher nicht hingingen, weil sie so ein großes Interesse an den Physikern und Medizinern hatten oder so gerne tanzten. Das Ganze war eher eine verbrämte Kampfveranstaltung für eine gemeinsame Sache. Offene Proteste oder Diskussionen in den Seminaren gab es hingegen weniger, das wäre nicht klug gewesen. Denn wir waren ständig unter scharfer Beobachtung von SED-Gruppen. Sie patrouillierten selbst nachts in den Straßen, um zu verhindern, dass Plakate geklebt oder Solidaritätsbekundungen öffentlich wurden. Eine ähnliche Situation ergab sich Jahre später noch einmal beim blutigen Aufstand in Prag, dem sogenannten Prager Frühling im August 1968. Auch da brachen große Hoffnungen auf einen besseren, einen menschlicheren Sozialismus auf – und wurden bitter enttäuscht.

Der gewaltsam niedergeschlagene Aufstand in Ungarn zog nicht nur dort verstärkte Repressionen nach sich, sondern im gesamten Ostblock, auch in der DDR. An der Uni wurden wir von nun an schärfer beobachtet. Während meine Freunde unbehelligt blieben, wurde mir eine Art Schauprozess gemacht. Das war im sechsten Semester. Während einer Versammlung warf mir die Universitäts-Parteileitung vor, dass ich an Tagungen der Evangelischen Akademie teilnehmen würde. Zunächst war es nur um Klassenfeinde an sich gegangen, dann um die Evangelische Akademie im Besonderen – und plötzlich stand ich namentlich im Fokus. Hintergrund des Vorwurfs war wohl eine Meldung, dass ich mit meinen Eltern in einem Ferienheim an der Ostsee Urlaub gemacht hatte. In diesem Haus fanden unter anderem auch Tagungen der Evangelischen Akademie statt. Und schon war ich aus der Sicht der Partei »einer von denen«.

Von da an war für mich eine große Karriere in der DDR passé – und das, obwohl ich ein wirklich guter Student mit einem Begabtenstipendium war. Ich bekam das Leistungsstipendium aberkannt, spürte aber, dass es von Seiten bürgerlicher Professoren und Dozenten deutliche Sympathien für mich gab. Während meines Examens geriet ich dann richtig unter Druck. Die Professoren gaben mir in allen gesellschaftspolitischen Fächern wie Marxismus/Leninismus und Politische Ökonomie eine Vier. Begründet wurde das Ganze damit, dass ich zwar alles wüsste und gut gelernt hätte, aber wie ein bürgerlicher Kritiker reden würde.

Am Ende traf es unsere ganze Gruppe. Nicht einer von uns wurde von der Berufslenkungskommission in einen Beruf vermittelt, was einem Berufsverbot gleichkam. Einige von uns sind daraufhin sofort in den Westen gegangen. Ich wollte immer in der DDR bleiben. Vermutlich auch, weil ich glaubte, mit einem Wegzug den Herrschenden sogar noch einen Gefallen zu tun.

Nach einem kurzen Intermezzo beim Arzneimittel-
konzern Jenapharm in der Produktion kam 1959 die
evangelische Kirche auf mich zu und warb mich an. Mein
Arbeitsplatz war in der Kirchenverwaltung für Berlin-
Brandenburg, die zwei Sitze in Berlin hatte. Einen in der
Nähe vom Ostberliner Spittelmarkt, wo ich arbeitete, und
eine zweite Niederlassung in der Jebenstraße am Bahnhof
Zoo in Westberlin. Ich begann als Referendar und pen-
delte zwischen den beiden Zweigstellen. Als eine Art bes-
serer juristischer Hilfsarbeiter transportierte ich anfangs
hauptsächlich Akten von A nach B. Aber ich wusste über
viele Dinge ganz gut Bescheid und wurde schon damals
sehr ernst genommen, wenn es um Einschätzungen ging,
die den Osten betrafen.

Die Grenzen waren noch offen, wenngleich es bereits
Gerüchte über eine mögliche Absperrung gab. Aber ich
konnte noch ungehindert von Ost- nach Westberlin reisen,
was wichtig war, denn ich hatte mich in dieser Zeit als
Gaststudent an der Freien Universität im Westteil Berlins
eingeschrieben. Die Kirche hatte mir dazu geraten. So
könnte ich zu meinem DDR-Juristen-Abschluss auch noch
ein West-Examen erlangen. Ich hatte zahlreiche Seminare
besucht, alle Scheine gemacht und stand kurz vor dem
2. Examen im Westen, als Ulbricht die Mauer baute. Mein
Studium in Westberlin war Vergangenheit.

An diese Mauer wollte anfangs keiner richtig glauben,
man hielt allenfalls erschwerte Bedingungen beim Über-

gang von einem in den anderen Teil von Berlin für möglich. Das bestätigte sich auch im Sommer 1961, als an vielen Punkten regelmäßige Kontrollen eingeführt wurden. Dass es zu einer richtigen Absperrung kommen könnte, wurde von den meisten Menschen, mit denen ich damals Kontakt hatte, als Schwarzmalerei abgetan.

Auch innerhalb der Kirche trieb uns damals die starke Abwanderung von Menschen aus dem Ostteil um. Es waren ja Tausende, die jeden Tag Richtung Westen verschwanden. Wir ahnten, dass irgendwelche Maßnahmen kommen würden, um diese Massenflucht zu stoppen. Aber wir hofften darauf, dass die Stadt, die ja nach dem Viermächte-Abkommen in Sektoren aufgeteilt war, nicht einfach getrennt werden könnte. Als einziger Kirchenoberer hatte Günter Jacob, der damalige Generalsuperintendent in der Niederlausitz, ein sehr weitsichtiger und kluger Mann, eine Teilung der Stadt für denkbar gehalten. Ich als junger Jurist teilte diese Befürchtung zwar, hielt eine wirkliche Teilung aber technisch für nur sehr schwer umsetzbar.

Trotzdem kam es für mich wirklich überraschend, als in einer Blitzaktion am 13. August 1961 mit dem Bau der Mauer begonnen wurde. Ich wohnte damals in der Nähe einer russischen Kaserne und hatte in der Nacht vom 12. auf den 13. August stundenlang Panzer rollen hören. Das kam mir richtig unheimlich vor, und ich hatte die Sorge, dass jetzt ein militärischer Konflikt ausbrechen würde. Ich hörte die ganze Nacht Radio, doch erst morgens um vier gab es im DDR-Rundfunk die Nachricht, dass man jetzt einen »antifaschistischen Schutzwall« errichtet hätte, der Bahnverkehr um Berlin aber weiter reibungslos laufe. Die Westsender gaben das erst eine Stunde später bekannt.

Ich hatte damals meinen Arbeitsplatz am Ostberliner Spittelmarkt, der ganz in der Nähe der Grenze lag. Im Zentrum Berlins gab es an diesem Tag noch keine Mauer, aber schon Absperrungen mit Stacheldraht. Auf beiden Seiten dieser Absperrung standen zahllose Menschen; ich habe an diesem Morgen öfter gesehen, dass Leute aus dem Osten über diese Stacheldrahtrollen in den Westen sprangen. Die Grenzpolizisten haben zu dieser Zeit noch niemanden aufgehalten. Ich spürte keine richtige Verzweiflung, hatte aber im Kopf die Worte: »Nun haben sie es also doch getan.« Die Folgen konnte man damals nur ahnen.

Es gab in den ersten Tagen junge Leute, die in der DDR gegen die Abriegelung protestierten, es kam auch zu Inhaftierungen. Sehr schnell war die Grenze dann komplett dicht. Mit Gewalt sollte ein Übertritt von Ost nach West verhindert werden. Die Mauer stürzte mich sofort in größere Aufgaben hinein.

Mit dem 13. August 1961 setzte eine Entwicklung ein, die mich zu einer Art Chefunterhändler der evangelischen Kirche für Problemfälle aller Art machte. »Das muss Stolpe machen«, wurde schnell zum geflügelten Wort in Kirchenkreisen. Ich war mit Abstand der jüngste Mitarbeiter und sollte mich um Gegenden im Nordwesten Brandenburgs wie Perleberg, Wittstock und Wittenberge zu kümmern. Standorte übrigens, mit denen ich bis auf den heutigen Tag zu tun habe und wo man mich immer noch um Rat fragt.

Das schaffte natürlich einen gewissen Leistungsdruck, der mich in den folgenden Monaten und Jahren dazu brachte, dass ich ganz genau herausfinden wollte, wie die DDR eigentlich funktioniert. Wer waren die Entscheidungsträger, wer hat etwas zu sagen, auf welchen Wegen kann man etwas erreichen?

Meine Karriere verlief von nun an einigermaßen rasant. Vom Referendar über den Assessor wurde ich schließlich Konsistorialrat und arbeitete ab 1962 nebenamtlich bei der Leitung der ostdeutschen evangelischen Kirche als Leiter der Geschäftsstelle. Ich saß zwar fest in meinem Konsistorium, musste mich aber jeden dritten, vierten Tag in der Geschäftsstelle um die Erledigung der Post und die Vorbereitung für Gespräche mit der Regierung kümmern.

Auf allen politischen Ebenen traf ich immer wieder auf Leute, mit denen man reden konnte. Dabei kam mir zugute, dass ich keine Hemmungen hatte. In diesen Gesprächen, so freundlich sie auch sein mochten, zeigte sich meist schnell, ob jemand etwas zu sagen hatte oder eben nicht. Ein besonderes Problem, um das wir uns als Kirche in dieser Zeit kümmerten, waren die durch die Mauer getrennten Familien. Manche Menschen aus der DDR waren während des Mauerbaus einfach im Westen zurückgeblieben, andere sprangen noch kurz vorher über den Stacheldraht. Oft haben sie Angehörige zurückgelassen, und es ging nun darum, wie wir diese zerrissenen Familien wieder zusammenbringen konnten. Dabei stellte sich immer wieder heraus, dass die unmittelbaren Ansprechpartner, die ich auf Gemeinde-, Kreis- oder Bezirksebene hatte, gar keine Entscheidungsgewalt hatten. Diese Mitarbeiter, die speziell für Kirchenfragen zuständig waren, hörten sich das Vorgetragene an, versprachen auch, sich darum zu kümmern. Wenn ich dann allerdings nach einem Monat keine Antwort hatte, wusste ich, dass da auch nicht mehr viel passieren würde.

Besonders schwierig wurde es, wenn es sich um Fragen handelte, die mit anderen Fachgebieten zu tun hatten, beispielsweise mit dem Bauwesen. Da wäre es natürlich das Einfachste gewesen, sich direkt an den für Baufragen zuständigen Mitarbeiter zu wenden, statt zuerst beim Kirchenbeauftragten vorzusprechen, der das Ganze auch nur weiterleiten konnte. Doch Selbständigkeit in solchen Sachen war gar nicht gern gesehen und wurde sogar als echter Affront betrachtet. Zwar haben mich die Fachabteilungen nie weggeschickt, den Sachverhalt jedoch immer dem Kirchenbeauftragten gemeldet, der dann nicht selten empört bei mir anrief, weil er sich übergangen fühlte. Ein wirklich starres System.

Irgendwann habe ich dann gemerkt, dass es einen Strang gibt, der sich durch alle Ebenen und Abteilungen hindurchzieht und von dem alle wirklich wichtigen Entscheidungen ausgehen. Und das war die Partei. Sie war so zentralistisch aufgebaut, dass viele Entscheidungen, die eigentlich auf Stadt- oder Kreisebene angesiedelt waren, direkt nach Berlin zum Zentralkomitee der SED weitergereicht wurden. Dort gab es für alle Ministerien Abteilungen und Ansprechpartner – auch für Kirchenfragen. Ich habe dort mit der Zeit alle Abteilungsleiter kennengelernt, die über viele Jahre eine ganz wichtige Quelle für mich werden sollten.

Über sie gelang es mir auch durchzusetzen, dass uns westliche Kirchenvertreter aus England, den USA und der Schweiz in der DDR besuchen durften. Westdeutschen Kirchenvertretern blieb das allerdings noch lange Zeit verwehrt. In den recht offen geführten Gesprächen mit diesen Abteilungsleitern wurde mir immer deutlicher vor Augen geführt, dass wir als Kirche von der Partei in doppelter Hinsicht als Feinde des Systems angesehen werden. Einmal aus weltanschaulicher Sicht, denn der Marxismus-Leninismus setzte auf Atheismus. Zum anderen weil man die Sorge hatte, dass wir ein verlängerter Arm des Westens sein könnten.

Um das Ansehen der Kirche seitens des Staates zu verbessern, wurde mir schnell klar, dass wir auf einen diplomatischen, neutralen Kurs gehen mussten, ohne uns dabei gänzlich zu verbiegen. Misstrauen bei der Parteispitze zu verringern, das war besonders wichtig. Ich habe immer versucht, deutlich zu machen, dass wir nicht darauf aus seien, die DDR-Regierung zu stürzen, und nicht per se als Feinde des Systems unterwegs seien. Wir mussten die Gegebenheiten zwar ein Stück weit akzeptieren, haben aber dennoch immer wieder auch darauf hingewiesen, was anders werden muss. Und das ließen wir uns auch nicht ausreden, das galt besonders für die Religionsfreiheit. An der durfte nicht geruckelt werden. Eine schwierige Gratwanderung.

Die Gespräche mit den Vertretern der Staatsführung waren in der Regel sachlich bis freundlich. Ich glaube, ich wurde nie als Bedrohung wahrgenommen, sondern eher als Erklärer der Lage, ein Vermittler zwischen den Fronten. Diplomatie erschien mir besser und vor allem effektiver als Revolte. In dieser Hinsicht war ich natürlich auch geprägt durch den Arbeiteraufstand von 1953, den Ungarn-Aufstand von 1956 oder den Prager Frühling 1968, die ja allesamt nicht mit einem Sieg für die Aufständischen und größeren Reformen endeten, sondern zu verstärkter Repression und Erschwernissen für die meisten Menschen geführt hatten.

Meine Ansprechpartner in der Regierung waren die Staatssekretäre für Kirchenfragen. Viele Jahre lang hatte ich mit Hans Seigewasser zu tun. Ein aufrechter Mann, der während der Nazizeit fast elf Jahre in Zuchthäusern und

Konzentrationslagern verbracht hatte. Er war uns Kirchenleuten gegenüber streng, aber immer klar und sagte, was geht und was eben nicht. Er hatte einen großen Anteil an der Entspannung zwischen Kirche und Staat, die 1978 in einer Art Burgfrieden gipfelte. Hans Seigewasser starb 1979 auf einer Romreise, ausgerechnet im Vorzimmer des Papstes bei einer Audienz.

Sein Nachfolger wurde Klaus Gysi, der Vater von Gregor Gysi. Ein ganz anderer Typ als Seigewasser. Ungeheuer flexibel, witzig, hocheloquent und irgendwie auch ein Paradiesvogel. Man hatte immer das Gefühl, dass er die Politik nicht so ganz todernst nimmt. Er machte auch immer wieder deutlich, dass man ohne großes Drangsalieren des Staates am meisten erreicht. Mit der Zeit wurde Gysi von der Partei zunehmend darauf angesetzt, uns Kirchenmänner zu »beschimpfen«. Er las uns dann unendlich viele böse Dinge vor: dass wir dem Klassenfeind in die Hände arbeiteten und dafür sorgen sollten, dass die frechen Pfarrer nicht immer den Staat ärgerten. Das Ganze wurde meist von mir oder einem leitenden Bischof ein wenig zurechtgerückt. Und es war dann überhaupt nicht schwer, die Atmosphäre wieder aufzulockern. Am besten funktionierte das mit dem Stichwort »Rom«. Klaus Gysi war nämlich von 1973 bis 1978 Botschafter in Italien, Malta und dem Vatikan gewesen. Bei dem Wort Rom verklärten sich seine Züge sofort, und er schwärmte in den höchsten Tönen von dieser wunderbaren Stadt, der Lebensart und dem phantastischen Essen. Dort muss er ein sehr aktiver und hochgeschätzter Diplomat gewesen sein. Im Gegensatz zu seinem Kollegen, dem Botschafter der Bundesrepublik Rolf Lahr, der als streng, sachlich und engagiert galt, hatte Gysi wohl mehr vom Dolce Vita der Italiener. Zu seiner heimlichen Freude wurde er auf den zahlreichen Empfängen, die er in Italien besuchte, immer als der deutsche Botschafter vorgestellt. Lahr blieb da wohl öfter unerkannt im Hintergrund.

Doch Klaus Gysi war auch ein sehr ernsthafter Mann. Bei ihm saß ich oft, um die vielen, vielen Einzelschicksale von Menschen zu besprechen, die aus politischen Gründen in Haft waren und für deren Freilassung wir uns einsetzten, oder die ihr Land verlassen wollten. Gysi sagte dann immer: »Da muss ich wohl mal zu Erich gehen.« Anfangs wusste ich nicht so genau, ob er Erich Honecker oder Erich Mielke meinte. Auf Nachfrage erzählte er, dass Erich Mielke als direkter Drahtzieher gemeint war. Honecker müsse auch erst jemanden holen, um das zu entscheiden. Klaus Gysi wurde schließlich abgesetzt, weil die Partei den Verdacht hatte, er mache nicht genug Druck. Letztlich wurde er dafür verantwortlich gemacht, dass die evangelische Kirche nicht so spurte, wie man sich das vorgestellt hatte.

Die Lage für viele Kirchenmitglieder war durchaus ernst. Nicht selten habe ich erlebt, wie Menschen sich in ihrer

Verzweiflung in solchen aussichtslosen Situationen das Leben genommen haben. Ein Schlüsselerlebnis hatte ich bereits in den 1960er Jahren. Ein Pfarrer, der aus der Lausitz stammte, hatte ein Pfarramt in Tokio übernommen. Er stattete seiner Heimat einen Besuch ab – und wurde nicht wieder aus der DDR herausgelassen. Seine ganze Familie wartete in Japan auf ihn. Der Pfarrer war unglaublich verzweifelt. In diesem Fall hatte ich selbst nicht viel Hoffnung, sagte ihm das aber nicht, da ich das Gefühl hatte, ich würde ihn damit womöglich in den Suizid treiben. Ich wurde bei den zuständigen Behörden persönlich vorstellig und bat um die Ausreise des Mannes. Dann hieß es abwarten – was mir gerade in einer solch akuten Situation unendlich schwerfiel.

Ein Theologieprofessor riet mir schließlich, direkt mit der Staatssicherheit zu reden. »Wenn einer ihn rauslassen kann, dann die«, waren seine Worte. Er organisierte mit den entscheidenden Leuten ein Treffen in einem Restaurant in der Nähe der Friedrichstraße. Diese Unterhändler wussten natürlich längst, um was es ging, noch bevor ich um die Ausreise dieses Mannes bat.

Wenn ich wirklich etwas erreichen wollte, musste ich geschickt vorgehen und der anderen Seite meine Bitte mit guten Argumenten möglichst schmackhaft machen. Ich spielte auf die mögliche Suizidgefahr an, die ja nicht völlig aus der Luft gegriffen war, und machte deutlich, dass so etwas hohe Wellen schlagen und weltweit Aufmerksamkeit erregen würde. Ich fragte sie, was für die DDR besser wäre: den Mann stillschweigend rauszulassen oder zu erleben, wie er sich das Leben nahm und die Sache publik werden würde? Für uns als Kirche war selbstverständlich, dass wir eine Freilassung sehr diskret behandeln und den Fall nicht an die große Glocke hängen würden, damit auch die andere Seite ihr Gesicht wahren konnte.

Der Pfarrer durfte wirklich ausreisen – nach sechs quälend langen Monaten. Ich brachte ihn am Morgen seiner Ausreise an den Grenzübergang Friedrichstraße, einfach, weil ich misstrauisch war und mit eigenen Augen sehen wollte, wie er nach drüben ging. Durch eine Seitentür wurde er auf einen Bahnsteig geleitet, an dem die Züge Richtung Westen hielten.

Für mich war diese Geschichte ein Aha-Erlebnis. Ich hatte erlebt, wie dieser Staatsapparat wirklich tickte und an welchen Fäden man ziehen muss, um etwas zu erreichen. Natürlich waren die Kontakte mit der Staatssicherheit sehr heikel. Ganz entscheidend war für mich dabei, mich niemals auf persönliche Vorteile durch die Stasi einzulassen. Das hätte etwa eine verbesserte Wohnsituation sein können oder Erleichterungen bei der Schulausbildung der Tochter. Ich war mir immer bewusst, dass ich kein freier Mann mehr gewesen wäre, hätte ich mich darauf jemals eingelassen. Einen kurzen Moment der Versuchung gab es trotzdem. Ein Angebot, das mich mitten ins Herz traf: eine Jagdberechtigung samt einer Waffe, die ich zu Hause hätte aufbewahren dürfen. Das war ein echtes Privileg damals. Ich war einige Male mit dem Kirchenförster nachts unterwegs gewesen, hatte mit ihm zusammen auf einem Hochsitz gelauert und sehr bedauert, nicht selbst auf die Wildschweine schießen zu dürfen. Für die Jagd schlug mein Herz ziemlich laut. Ob die Stasi das damals wusste, weiß ich bis heute nicht, es ist aber denkbar. Glücklicherweise fiel bei mir der Groschen sehr schnell. Ich machte mir klar, welche Folgen es hätte, wenn ich das Angebot annehmen würde, und lehnte ab. Wenn ich heute sehe, wie die Wildschweine bei uns in Potsdam manchmal die Vorgärten und Parks verwüsten, denke ich, dass ich doch ganz gerne einen Jagdschein hätte …

Als nach der Wende die Hexenjagd wegen meiner angeblichen Stasi-Vergangenheit begonnen hatte, habe ich mich oft gefragt, ob mein versöhnlicher Kurs vielleicht der falsche war. Vielleicht hätte ich mehr als drohender denn als werbender Gesprächspartner auftreten sollen? Ich bezweifle allerdings stark, dass ich mit einer solchen aggressiven Haltung mehr erreicht hätte für die Menschen als mit meiner eher diplomatischen Vorgehensweise.

Wir hatten in der DDR-Kirche das Glück, dass in den Spitzenpositionen Menschen saßen, die bereits ihre Erfahrungen mit Repressalien seitens des Staates gemacht hatten. Nach der Machtergreifung der Nationalsozialisten hatte es eine große Diskussion um die Haltung der Kirche in Fragen der Menschlichkeit und Gerechtigkeit gegeben. Schon im Herbst 1933 hatten die Berliner Pfarrer Martin Niemöller und Dietrich Bonhoeffer den Pfarrernotbund gegründet, einen Vorläufer der Bekennenden Kirche, die sich gegen die Gleichschaltung der evangelischen Kirche im Nationalsozialismus einsetzte. Mitglieder der Bekennenden Kirche verurteilten später die Verfolgung der Juden und die Konzentrationslager – viele landeten für ihre Überzeugungen selbst im KZ. So auch Dietrich Bonhoeffer, der im April 1945 im KZ Flossenbürg ermordet wurde. Martin Niemöller hat die Konzentrationlager Sachsenhausen und Dachau glücklicherweise überlebt.

Nun kam auch bei den Männern und Frauen in der evangelischen Kirche der DDR die Diskussion auf, wie man sich zu einem totalitären Staat verhält. Die Grundhaltung war bei den meisten klar: Wir ziehen uns nicht hinter unsere Kirchenmauern zurück und sind gehalten, uns deutlich für die Menschenrechte einzusetzen. Der Bund der evangelischen Kirchen in der DDR, der 1969 als Zusammenschluss der acht Landeskirchen gegründet worden war, diskutierte sehr intensiv über das Verhältnis von Kirche und Staat. 1971 formulierte unsere Bundessynode: »Wir wollen Kirche nicht neben, nicht gegen, sondern Kirche im Sozialismus sein.« Bischof Albrecht Schönherr, der als erster Vorsitzender der Bundes der evangelischen Kirchen in der DDR dieses Bekenntnis maßgeblich mitgeprägt hatte, sah sich dabei in der Tradition seines früheren Lehrmeisters Dietrich Bonhoeffer, der den Satz prägte: »Die Kirche ist nur Kirche, wenn sie für andere da ist.«

Die Formel »Kirche im Sozialismus« war durchaus missverständlich. Wir wollten damit zum Ausdruck bringen, dass wir die Situation im Sozialismus annahmen, auch in diesem Sozialismus Kirche sein wollten und als solche auch für andere da waren. Kritiker warfen uns allerdings vor, aus dieser Formulierung würde eine gewisse Unterwürfigkeit sprechen. Die Kommunisten wiederum sahen das ganz anders. Sie betrachteten all das mit einem gewissen Misstrauen und witterten darin den Versuch der Kirche, sich stärker in der Gesellschaft zu etablieren. Ich erinnere mich aber auch daran, dass noch 1989 ein hoher Parteifunktionär sagte, dass er die Formulierung als genialen Schurkenstreich gesehen habe, weil wir uns als Kirche des Begriffs Sozialismus bemächtigt und damit die Angriffsfläche verringert hätten.

Eine große Rolle für die DDR-Kirche spielte die Diakonie, also der Dienst am Menschen. Wir betrieben Krankenhäuser und sehr viele Heime für Schwerbehinderte, in die wir gerne auch Parteifunktionäre einluden. Einfach um zu zeigen, was uns wichtig war und wofür wir unter anderem kämpften. Diese Arbeit war durchaus anerkannt vom Staat und hat der Kirche seitens der Partei auch einen Platz in der Gesellschaft gesichert.

Die SED bemühte sich in den späten 1970er Jahren um

ein entspannteres Verhältnis zur Kirche. Am 6. März 1978 kam es zu einem berühmten Gespräch zwischen Bischof Albrecht Schönherr und Erich Honecker, an dessen Vorbereitung auch ich beteiligt war. Im Ergebnis gab es einige Erleichterungen für die Kirchen. So erhielten unsere Mitarbeiter Zugang zu staatlichen Heimen und zu Gefängnissen, wir bekamen auch die Möglichkeit, in Neubaugebieten Kirchen zu bauen. Am wichtigsten aber war für mich die Aussage, dass nichtchristliche und christliche DDR-Bürger absolut gleichberechtigt waren.

Wir hatten eine Art Burgfrieden erreicht. Der Staat war deutlich bemüht, seine Beziehungen zur Kirche besonders in Richtung Westen als positiv darzustellen. Schließlich hatte sich auch die DDR in der KSZE-Konferenz von Helsinki wenige Jahre zuvor dazu verpflichtet, die Grundfreiheiten einschließlich der Religionsfreiheit zu wahren. Manche sahen in diesem Dialog ein Anbiedern der Kirche an den Staat. Doch die größeren Spielräume, die die Kirche im Ergebnis gewann und die sie auch im Sinne der Menschen nutzte, trugen am Ende mit zur Überwindung der Verhältnisse bei.

Besonders in den Jahren 1987 bis 1989, als die Unzufriedenheit der Bürger wuchs, die politische Situation sich zuspitzte und immer lauter nach Reformen und Reisefreiheit gerufen wurde, zeigte sich, wie wichtig das Wirken der Kirche war. Bereits 1984 hatte es eine große Ausreisewelle gegeben. Damals hatte Honecker entschieden, rund 40 000 Menschen gehen zu lassen. Der Verlust schien ihm verkraftbar zu sein, und er erhoffte sich, dass er damit genügend Dampf aus dem Kessel nehmen würde. Ich war damals bei den Gesprächen dabei und habe geschwiegen. Mir war klar, dass damit das Problem nicht erledigt war, sondern im Gegenteil sogar noch größer werden würde. Mit welch weitreichenden Folgen, das hätte ich mir damals allerdings nicht vorstellen können.

Wenn man mich im Nachhinein fragen würde, ob ich alles noch einmal so wie damals machen würde, kann ich das nur bejahen. Ich bin der festen Überzeugung, dass man in einer Diktatur Freiräume für die Menschen nur schaffen kann, wenn man so oder ähnlich handelt, wie ich es damals gemacht habe. Ich komme rückblickend auf rund tausend Gespräche, die ich in all den Jahren mit der Regierung, den Bezirken, Kreisen, Städten und der SED geführt habe. Auch mit der Staatssicherheit habe ich gesprochen. Schwierig bei der Sache war das Schweigen darüber, besonders in den eigenen Reihen. Ich nenne das heute den »Fluch der Konspiration«. Ich musste mir immer sehr genau überlegen, wem ich von diesen Gesprächen erzählen konnte – und das waren nur sehr wenige Menschen. Einmal habe ich erlebt, wie ein sehr tüchtiger und aufrechter Jugendpfarrer in Kirchenkreisen von seinen Stasi-Kontakten erzählte, die er unter ähnlichen Vorzeichen wie ich pflegte. Diesem Mann schlug von diesem Moment an äußerstes Misstrauen entgegen, weil manche der Kirchenmänner nicht mehr wussten, auf welcher Seite sie ihn einordnen sollten.

Besonders belastet hat mich im Nachhinein, dass ich meinen ehemaligen Bischof Gottfried Forck nicht in alle meine Tätigkeiten eingeweiht habe. Ich wollte nicht, dass dieser äußerst korrekte und geradlinige Mann unbedingt in dieses »Kanalarbeitermilieu«, in dem ich mich bewegte, eintauchen sollte. Ich hatte einfach das Gefühl, ihm damit seine Unbefangenheit zu nehmen. Denn beim Wort Staatssicherheit war einfach eine hohe Sensibilität da. Das roch nach Schwefel, das war der Teufel. Es gehörte sich eigentlich nicht, »mit denen« zu reden. Und das traf besonders für den innerkirchlichen Bereich zu.

Zudem war Gottfried Forck ein Mann, der Dinge, die ihm gefielen oder eben nicht gefielen, laut aussprach. Er fürchtete sich eigentlich vor gar nichts. Das habe ich einerseits immer an ihm bewundert, für meine Gespräche mit der Staatsicherheit aber auch gefürchtet. Denn die Stasi hatte eine Spielregel, die wohl für alle Geheimdienste auf der Welt gilt: Wenn man mit ihnen redet, muss das vertraulich bleiben. Diesen Vorwurf, ihn nicht einbezogen zu haben, hat mir Gottfried Forck noch lange gemacht und nie verstanden, warum ich so gehandelt habe. Gerade sind seine Memoiren erschienen, für die seine Witwe ein Vorwort verfasst hat. Auch darin las ich zwischen den Zeilen, sie habe den Eindruck, dass der Kirchenapparat ihren Mann nicht gut behandelt habe.

So wie ich es mir nicht nehmen ließ, mit der Staatsicherheit zu reden, so hielt ich auf der anderen Seite auch regen Kontakt zu westlichen Journalisten. Das war von Staats wegen nicht gerade gern gesehen, schließlich verkörperten diese Leute für die SED die Speerspitze des Klassenfeindes. Seitens der Kirche haben wir uns dieses Recht allerdings nie nehmen lassen. Wenn ich mit Journalisten zusammensaß, war mir immer klar, dass sie dafür da sind, etwas zu veröffentlichen. Deshalb habe ich mich auch nie auf »Unter drei«-Gespräche eingelassen, also auf das Weitergeben von brisanten Informationen, bei denen sich der Journalist zum Verschweigen seiner Quelle verpflichtet. Ich hielt das einfach nicht für realistisch. Mit Journalisten habe ich immer dann gesprochen, wenn mir wichtig war, dass etwas durchsickerte. Das hat auch ganz gut funktioniert, denn die Veröffentlichungen in der Westpresse haben uns zunehmend in unserer Arbeit unterstützt. Wir merkten zudem, wie hochsensibel, ja fast neurotisch, die DDR-Spitze auf Meldungen der Westpresse reagierte. Bestimmte Dinge haben wir deshalb ganz bewusst nicht weitergegeben, damit sie nicht vorab zerredet werden konnten. Die einzige Ausnahme war Reinhard Henkys, ein von mir sehr geschätzter Journalist des Evangelischen Pressedienstes, der seit 1975 die Zeitschrift *Kirche im Sozialismus* herausgab. Er war so etwas wie ein Brückenbauer zwischen Ost und West und hat die Situation der Kirche in der DDR häufig und sehr treffend analysiert. Reinhard Henkys habe ich auch

Dinge erzählt, die während einer bestimmten Zeit unter keinen Umständen veröffentlich werden durften. Einfach, weil es für seine Urteilsbildung und Einschätzung der Lage wichtig war. Reinhard Henkys hat mich da auch nie enttäuscht und sich immer an die Absprachen gehalten. Ihm selbst ist das nach der Wende fast zum Verhängnis geworden. Von westlicher Seite wurde ihm später vorgeworfen, dass er mehr wusste, als er veröffentlicht habe, und sich deshalb schuldig gemacht habe.

Bei den Kommunalwahlen 1989 kam schließlich der Umbruch in Gang. Ab Mai wurden die Proteste aus der Bevölkerung immer lauter, machten sich ab September Luft in Massendemonstrationen in vielen großen DDR-Städten – und gipfelten schließlich am 9. November 1989 im Fall der Mauer. Ich persönlich habe, ehrlich gesagt, noch bis Februar 1990 befürchtet, dass eventuell doch noch Schüsse fallen und der ganze Umbruch im Blut erstickt werden könnte.

Meine Aufgabe sah ich darin, Zuspitzungen und Provokationen zu vermeiden. Der 17. Juni 1953 steckte tief in meinem Unterbewusstsein, der 4. Juni 1989 in Peking war eine nicht zu überhörende Warnung gewesen. Immerhin waren noch Zehntausende bewaffnete Kräfte der DDR einsatzbereit, und Hunderttausende hier stationierte Sowjetsoldaten hätten, wie wir heute zuverlässig wissen, bei bewaffneten Auseinandersetzungen ihre ostdeutschen Waffenbrüder nicht im Stich gelassen. Alle Gesprächsmöglichkeiten habe ich zu jener Zeit genutzt und dringend um Zurückhaltung und Gewaltlosigkeit gebeten. Ich sprach mit Vertretern der Parteien, der Regierung und Staatssicherheit, mit Oppositionellen, Politikern sowie Diplomaten der BRD, der Sowjetunion, der USA, Frankreichs und Großbritanniens.

Gott sei Dank blieb es gewaltlos, auch als die DDR-Bevölkerung mit dem Erstürmen der Mauer nicht mehr auf staatlich gewährte Reisefreiheit wartete, sondern ihr Selbstbestimmungsrecht praktizierte. Das war die Vorbereitung zur deutschen Einheit. Denn die vier Siegermächte waren über die Spontaneität, die Unberechenbarkeit der Ostdeutschen sowie das staatliche Chaos beunruhigt. Sie befürchteten einen Bürgerkrieg und das Ende der Ost-West-Entspannung. Selbst dem KPdSU-Politbüro war nun die Ost-West-Annäherung wichtiger als die gewaltsame Aufrechterhaltung der DDR. Ab Mitte Februar 1990 hielt ich die Wiedervereinigung Deutschlands für möglich. Nachdem die DDR-Bevölkerung in freien Wahlen am 18. März 1990 mit großer Mehrheit für die deutsche Einheit gestimmt hatte, habe ich öffentlich den Beitritt der DDR zur Bundesrepublik Deutschland gefordert.

Aber ich wusste auch, wie grundverschieden diese beiden deutschen Staaten mit ihren politisch-rechtlichen und ökonomischen Systemen sowie ihren gesellschaftlichen Strukturen waren. Der Beitritt erforderte deshalb zwingend eine sorgfältige Anpassung. Neue Politiker waren schnell zu finden, für die Staats- und Rechtsordnung stand das Grundgesetz der BRD bereit.

Aber davon allein können Menschen nicht leben. Ich sah ganz deutlich, dass die in die Planwirtschaft der DDR eingebundenen Betriebe dem Wettbewerb der freien Marktwirtschaft nicht gewachsen waren. Sie hatten wenig Marketingerfahrung und kein marktkompatibles Finanzsystem. Sie verloren durch die Währungsunion ihre osteuropäischen Märkte, konnten sich selbst im Binnenmarkt nur noch schwer behaupten und brauchten dringend Übergangs- und Schutzregelungen, um Zusammenbrüche mit Massenarbeitslosigkeit zu vermeiden. Ich informierte mich in Saarbrücken über die Beitrittsregelungen des Saarlandes 1957. Diese Regelungen waren behutsam, langfristig angelegt und schützten Wirtschaft und Arbeitsplätze.

Doch ich bemerkte schnell, dass die Risiken für die DDR in der allgemeinen Euphorie verkannt wurden. Die Bevölkerung drängte zu Marktwirtschaft und Einheit. Warnungen waren unpopulär, ja unerwünscht. Wer konnte die absehbaren Negativauswirkungen, insbesondere die Massenarbeitslosigkeit, verhindern helfen? Wo waren die starken politischen Kräfte, die ebenfalls diese Gefahren sahen? Ich erkannte sie in der SPD, insbesondere bei Johannes Rau, der bereits große Struktureinbrüche im Ruhrgebiet erlebt hatte. Im Juni 1990 trat ich der SPD bei. Mein Hauptanliegen war, dass ich meinen Beitrag dazu leisten wollte, dass die Arbeitslosigkeit nicht zu einem alles beherrschenden Problem werden würde. Aus dem gleichen Grund erklärte ich mich bereit, Spitzenkandidat der Brandenburger SPD zu werden. Ich gewann die Landtagswahl und war ab dem 1. November 1990 Ministerpräsident des wiederentstandenen Landes Brandenburg.

Mich leitete in meiner politischen Verantwortung die Überzeugung, dass der totale Systemwechsel von der Diktatur zum demokratischen Rechtsstaat und von der staatlich gelenkten Planwirtschaft zur freien Wettbewerbswirtschaft viele Menschen in Ostdeutschland verunsicherte und gefährdete. Sie mussten sich in völlig veränderten Verhältnissen zurechtfinden und bewähren. Meine Aufgabe in Brandenburg sah ich darin, Chancen für den Neuanfang zu vermitteln. Besonders wichtig waren mir der Erhalt von Arbeitsplätzen sowie die Förderung von Lernbereitschaft und Initiativen. Meine starke Ministerin Regine Hildebrandt brachte das auf die Formeln »Es ist besser, Arbeit als Arbeitslosigkeit zu bezahlen« und »Wer abwartet, hat schon verloren«.

Ich bin zutiefst davon überzeugt, dass Arbeit mehr ist als Geldverdienen. Arbeit fördert das Selbstbewusstsein, erleichtert die Beteiligung am gesellschaftlichen Leben, verhindert Bindungsverlust, Isolierung und die Abkehr von der sozialen Gemeinschaft. Arbeitslosigkeit aber gefährdet die Zukunftschancen der Betroffenen. Und Massenarbeitslosigkeit gefährdet darüber hinaus den Zusammenhalt der Gesellschaft. Das Hauptziel der Politik im freiheitlichen demokratischen Rechtsstaat, in der sozialen Marktwirtschaft, muss es also sein, den Menschen Arbeit zu ermöglichen.

Das Land Brandenburg war der Raum und der Rahmen, in dem die Menschen nach dem Ende der DDR und ihrer Bezirke Cottbus, Frankfurt und Potsdam ihr neues Leben in der Bundesrepublik Deutschland begannen. Ein Land, das erst neu geschaffen werden musste. Das begann mit der Wiederbelebung der Brandenburg-Identität. Während auch zu DDR-Zeiten über Sachsen, Thüringen und Mecklenburg gesprochen werden konnte, wurde Brandenburg tabuisiert, aus dem Bewusstsein der Bevölkerung verdrängt. Die SED wollte die Nähe zu Preußen vermeiden. 1990 mussten wir erst einmal daran erinnern, dass Brandenburg ein über 800 Jahre altes deutsches Land mit einer stolzen Geschichte ist. Gekennzeichnet durch Höhen und Tiefen, große Erfolge und schwere Verwüstungen. Immer wieder waren es der Mut und die Beharrlichkeit der Brandenburger, die jeden Neuanfang meisterten. Mit Fontanes Wort »Am Mute hängt der Erfolg« wollte ich Hoffnung für unseren Neuanfang geben. Für die Wiedergewinnung der Identität wurde das uralte Landeswappen, der Rote Adler, außerordentlich wichtig. Dazu nutzte ich auch gerne das Wanderlied von Gustav Büchsenschütz »Steige hoch, du roter Adler«, das schnell populär und wirklich bei jeder

Gelegenheit gesungen wurde. Kein Lied habe ich in meinem Leben so oft, so laut und meistens falsch gesungen wie dieses Heimatlied von den Wäldern und Feldern, dem Sumpf und Sand Brandenburgs sowie seinen treuen Menschen.

Um die ging es mir vor allem. Sie sollten alle eine Chance haben. Niemand sollte ausgegrenzt werden. Straftaten der Systemträger wurden gerichtlich verfolgt. Wiedergutmachung für die Opfer des Systems wurde gewährleistet. Wer als Täter sein Verhalten offenlegte, bereute und glaubwürdig zum Wiederaufbau Brandenburgs bereit war, sollte mitarbeiten können. Das galt auch für den Wiederaufbau des brandenburgischen Staatsapparates. Und auch für ehemalige Mitarbeiter der DDR-Staatssicherheit, die glaubwürdig zum Neuanfang bereit waren. Denn bei der Auseinandersetzung um die Staatssicherheit sollte nicht vergessen werden, dass sie auf Weisung der SED arbeitete. Und dass sie über deren hohe Funktionäre auch nichts in ihren Akten führen durfte. Auch deshalb können alle Aktenfunde aus dem Mielke-Ministerium höchstens einen Teil der Wahrheit über die DDR aufzeigen.

Die Menschen in Brandenburg haben den Neuanfang geschafft. Sie sind belastbar, geduldig, lernbereit und anpassungsfähig. Begeistert war ich, wie mutig und risikobereit sie bei neuen Existenzgründungen waren. 100 000 tapfere Frauen und Männer haben sich in das Abenteuer der beruflichen Selbständigkeit gewagt, damit die Wirtschaft belebt und Arbeitsplätze geschaffen. Für Menschen, die in einem Staat aufgewachsen sind, der Eigeninitiative geradezu als Kampfansage verstand, war das eine gewaltige Leistung.

Mir war es wichtig, den Menschen deutlich zu machen, was diese neue Demokratie für Möglichkeiten bietet. Und ihnen zu sagen, dass Demokratie nicht nur heißt, dass man gegen etwas sein darf. Demokratie beinhaltet für mich vor allem die Möglichkeit, frei mitzugestalten und mitzudenken.

Seit Beginn meiner Tätigkeit als Ministerpräsident beschäftigte mich die Frage einer möglichen Fusion zwischen Berlin und Brandenburg. 1993 begannen die Verhandlungen, im Juni 1995 wurde der Vertrag über die Bildung des Landes Berlin-Brandenburg mit einer Zweidrittelmehrheit vom Brandenburger Landtag und vom Berliner Abgeordnetenhaus beschlossen. Das war eine erstaunliche Unterstützung für ein Fusionsvorhaben, das ja beide Parlamente und Regierungen in der bisherigen Form abschaffen wollte. Leider fand die Volksabstimmung, die für die Bildung eines gemeinsamen Landes notwenig war, erst im Mai 1996 statt. In diesem Jahr zwischen Parlamentsbeschlüssen und Volksabstimmung wuchsen die Widerstände in Brandenburg. Die Verschlechterung der wirtschaftlichen Lage, die Debatte um die Berliner Schulden und die Sorgen um den Verlust der gerade erst wiedergefundenen Brandenburg-Identität schürten die Furcht, dass Brandenburg der Verlierer dieses Zusammenschlusses sein könnte. Die Volksabstimmung ging verloren. Während die Berliner mit knapper Mehrheit dafür stimmten, sagten die Brandenburger sehr deutlich »Nein«.

Trotz des Scheiterns der Fusion arbeiten beide Länder heute eng zusammen. Behörden und Einrichtungen wie etwa der Rundfunk Berlin-Brandenburg oder Gerichte wurden zusammengelegt.

Neben der Fusion der beiden Länder war ein neuer Flughafen für Berlin und Brandenburg ein Thema für mich als Ministerpräsident. Schnell war klar, dass weder Tegel noch Tempelhof durch ihre Stadtlage für einen Großflughafen in Frage kommen würden. Fünf Jahre lang habe ich für den ehemaligen Militärflughafen Sperenberg als Standort plädiert. Die Voraussetzungen waren gut: Die Fläche war da, durch die einsame Waldlage wäre wenig Fluglärm für die umliegende Bevölkerung entstanden. Das scheiterte aber an der weiten Entfernung zu Berlin und dem Widerstand der Bundesregierung. Schließlich fiel die Wahl auf den Standort Schönefeld. Dafür musste allerdings das ganze Dorf Diepensee umgesiedelt werden. In einer intensiven Diskussion konnten wir die Bevölkerung davon überzeugen, umzuziehen, wohl auch, weil sie in Königs Wusterhausen einen vollwertigen Ersatz für Diepensee finden konnte.

Ein weiteres Herzensanliegen war es mir, Industrie-
standorte in Brandenburg zu halten oder aufzubauen. Das
ist leider nicht immer gelungen. So etwa bei dem Projekt
Cargolifter, das vorsah, Zeppeline für den Transport ton-
nenschwerer Güter in der Luft zu nutzen. Für den Bau dieser Luftschiffe wurde auf dem Gelände eines ehemaligen
Militärflughafens in Brand die größte stützenfreie Halle
der Welt errichtet. Das Land Brandenburg hat den Bau
dieser Halle subventioniert. Im Sommer 2002 meldete das
Unternehmen Insolvenz an. Ein Jahr später wurde die
Mega-Halle von einem malayischen Konzern gekauft, der
dort Ende 2004 ein künstliches Tropenparadies eröffnete.
Auch diese Freizeiteinrichtung stand lange unter keinem
guten Stern. Ein dänischer Unternehmer will dort jetzt
zusätzlich einen Wohnpark eröffnen und hofft, das Tropenparadies damit endlich aus dem Tief herauszuholen.
Ich bin zuversichtlich, dass das funktioniert. In Cornwall
habe ich vor einigen Jahren etwas Ähnliches besichtigt,
und das läuft recht gut.

Gewonnen haben wir den Kampf um die Sicherung von
47 Industriestandorten. So konnten wir beispielsweise mit
Hilfe ausländischer Investoren die Stahlindustrie in Eisen-
hüttenstadt, Brandenburg und Henningsdorf, die chemi-
sche Industrie in Schwedt, Schwarzheide und Guben retten. Verloren haben wir dagegen in Wittenberge an der
Elbe. Dort gab es ein Zellstoffwerk, eine Ölmühle sowie
eine Nähmaschinenfabrik. Alle drei sind verschwunden,

einzig das Instandhaltungswerk der Deutschen Bahn konnte gehalten werden. Wichtige Neuansiedlungen wurden zum Beispiel in Dahlewitz und Brandenbrug erreicht.

Etwas schwermütig werde ich, wenn ich an Rathenow denke. Zu DDR-Zeiten wurde von den Rathenower Optischen Werken ein Großteil des Ostblocks mit Brillen und optischen Geräten beliefert. Nach der Wende wurden die Optiker stark von der westdeutschen Konkurrenz umgarnt. Und wenn diese Unternehmen dann auch noch für eine Woche nach Miami zur Schulung einluden und so ganz nebenbei Lieferverträge unterschreiben ließen, konnten wir hier im Osten Kopfstände machen, dagegen hatten wir keine Chance. Erfreulich ist aber, dass es uns gelang, die Firma Fielmann 2002 mit einer Produktionsstätte und mehreren Hundert Mitarbeitern nach Rathenow zu holen.

Im selben Jahr entschied ich mich, nicht für eine erneute Amtszeit als Ministerpräsident zu kandidieren. Im Spätherbst 2001 hatte ich mich mit Matthias Platzeck über die Wachablösung verständigt. SPD und Landtag haben Platzeck im Juni 2002 zum Ministerpräsidenten gewählt. Nun sollte mein neues, selbstbestimmtes Leben beginnen. Dabei wollte ich vor allem zwei Dinge weiterführen, die mir immer wichtig waren. Nämlich mich für den Erhalt und die Nutzung denkmalwürdiger Gebäude einzusetzen, und die Zusammenarbeit mit unseren östlichen Nachbarn zu stärken. Auf meinem privaten Schreibtisch stapelten sich bereits Akten in verschiedenen Farben. Grün war für die

Bauvorhaben reserviert, Rot für die Kontakte zum Osten. Dann kamen die Wahlen 2002, und Gerhard Schröder hatte die Idee, dass ich doch für den anstehenden Wahlkampf als Berater in Sachen Ostdeutschland ganz nützlich sein könnte.

Ich war also bei all seinen Auftritten in der Region nicht nur als eine Art Vorprogramm dabei, wir kamen uns auch in vielen Gesprächen näher. Für die Zusammensetzung seines Kabinetts riet ich ihm damals, den Posten des Bau- und Verkehrsministers unbedingt mit einem Ostdeutschen zu besetzen. Ich nannte ihm einige Namen, von denen er zwei von vornherein verwarf. Am Ende blieb ein Name übrig: Wolfgang Tiefensee. Von dem ließ er sich überzeugen, der Mann ist eloquent und kommt bei der Bevölkerung gut an. Tiefensee wurde zum Kandidaten für das Verkehrsministerium ernannt und ließ verlauten, er würde den Job auch gerne machen.

Nach dem Wahlsieg sollte ein entscheidendes letztes Gespräch im Kanzleramt bei Gerhard Schröder stattfinden. Franz Müntefering war dabei, zeitweilig Wolfgang Thierse, Matthias Platzeck und ich. Wolfgang Tiefensee bekam während dieses Abends immer wieder Anrufe, die ihn auf die Olympia-Bewerbung für Leipzig und seine daraus resultierende Verpflichtung als Oberbürgermeister der Stadt hinwiesen. Er schwankte, das Gespräch zog sich in die Länge. Als nachts um zwölf immer noch nichts klar war, zog Schröder in seiner bekannten Basta-Manier einen

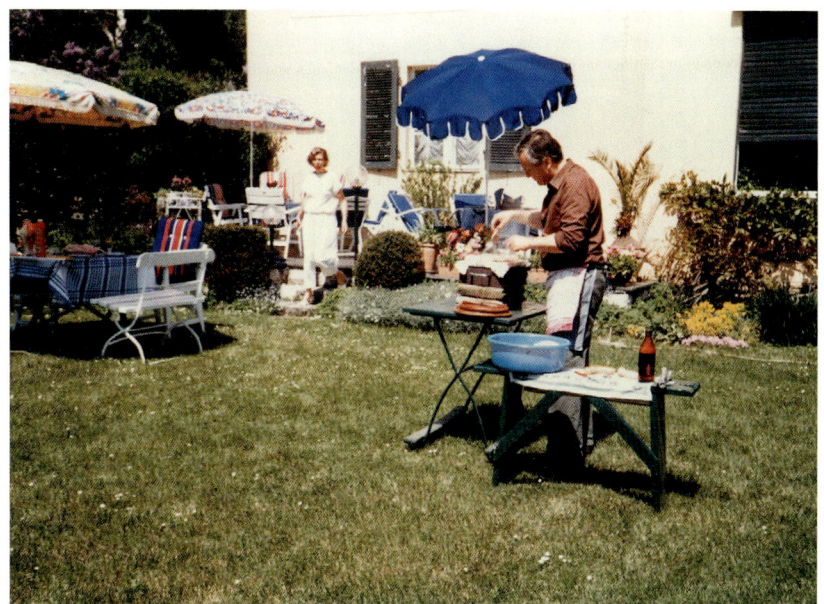

Vorbereitung der Geburtstagsfeier: Manfred Stolpe am 16. Mai 1986 im Garten seines Potsdamer Hauses als Mann am selbstgebauten Grill. © privat

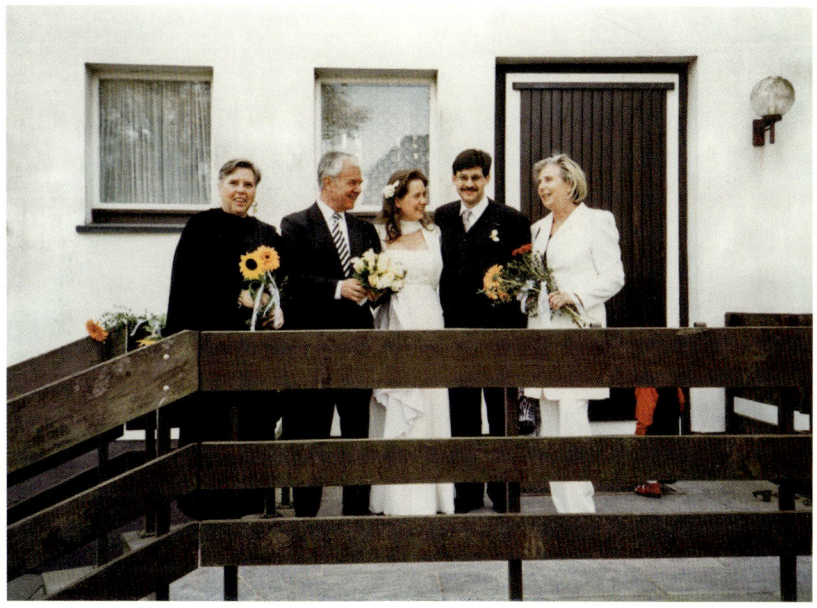

Hochzeit von Tochter Katrin auf der kleinen Ostseeinsel Hiddensee. © privat

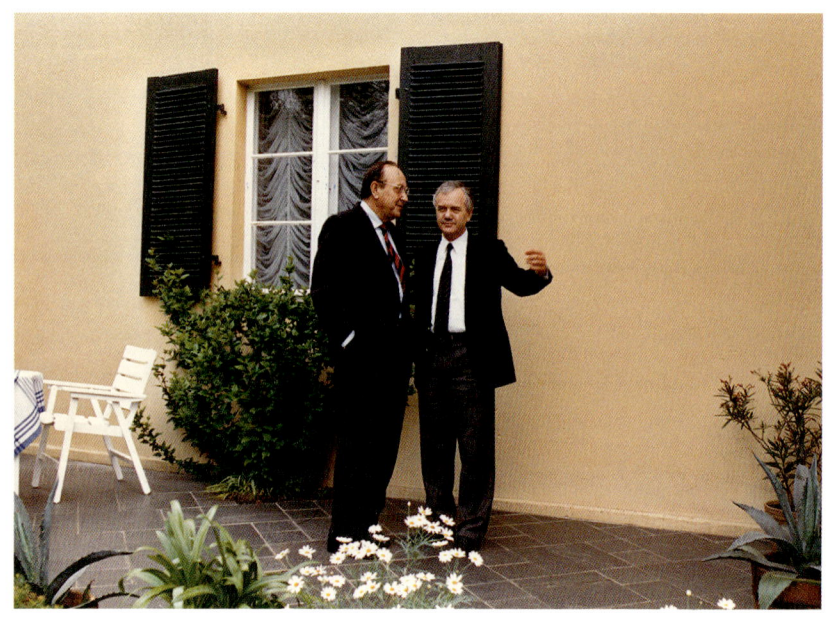

Zu Hause in Potsdam auf der Terrasse mit Hans-Dietrich Genscher im Sommer 1988. © Jürgens, Köln

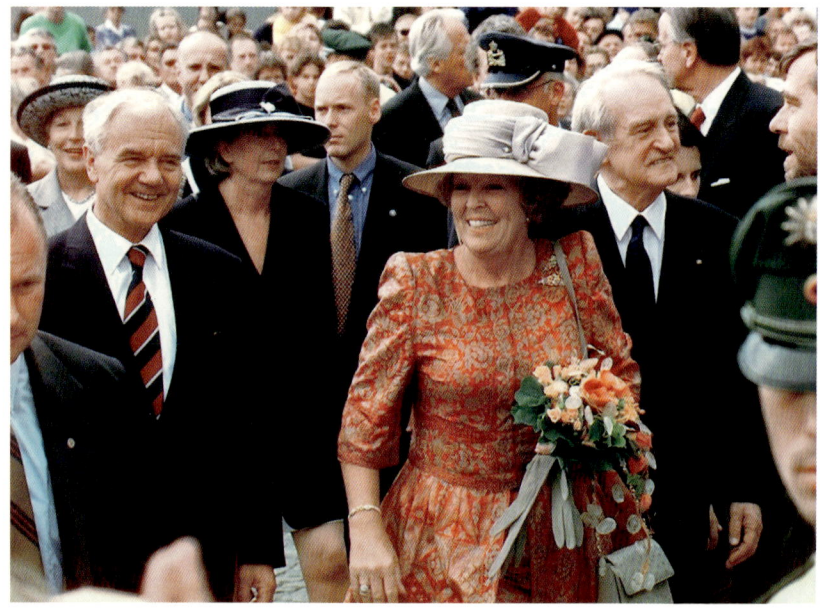

Im Schlosspark Oranienburg: Manfred und Ingrid Stolpe als Gastgeber für Königin Beatrix der Niederlande und Bundespräsident Johannes Rau 1999. © Günter Peters

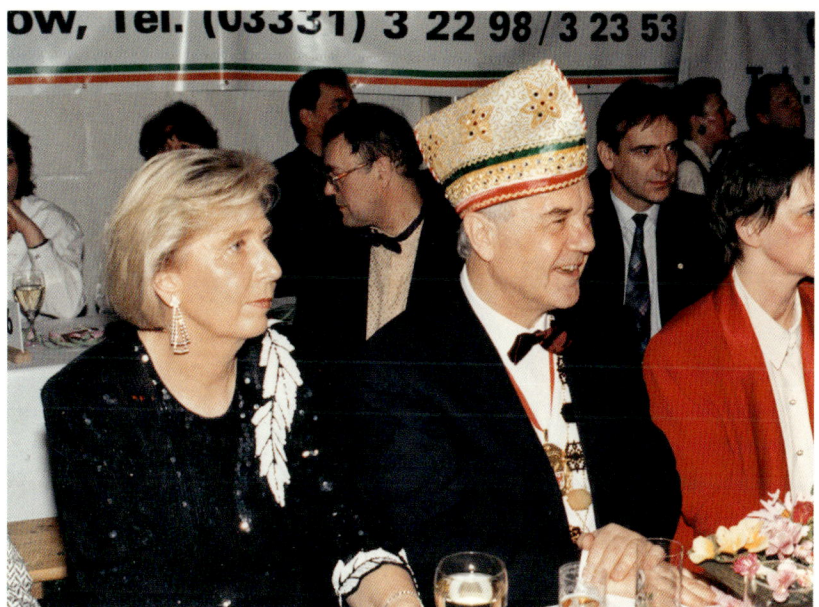

Fröhliche Büttenrede? Manfred und Ingrid Stolpe auf einer Karnevalssitzung im Februar 1995. © Frank Piwodda

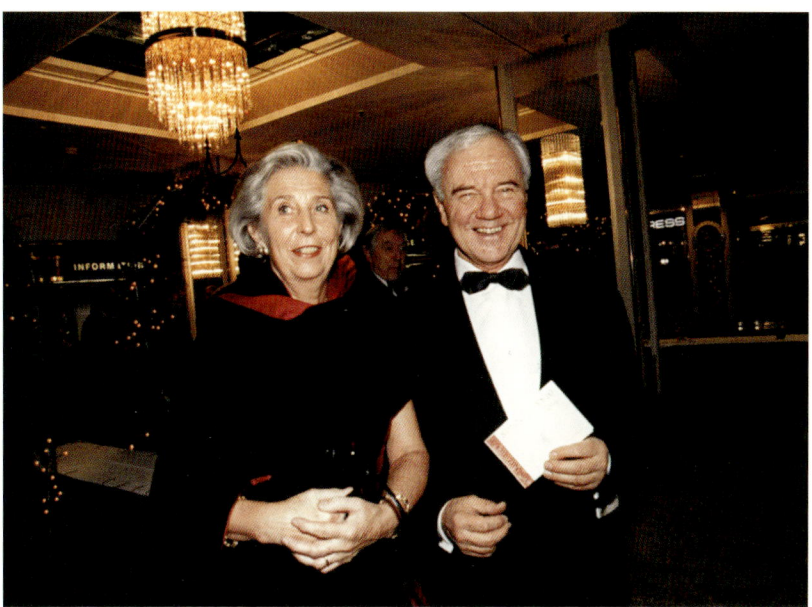

Cheese, please: Beim Bonner Presseball unter dem Motto »Bonn Giorno« im Dezember 2002 im Hotel Maritim. © Manfred Knopp

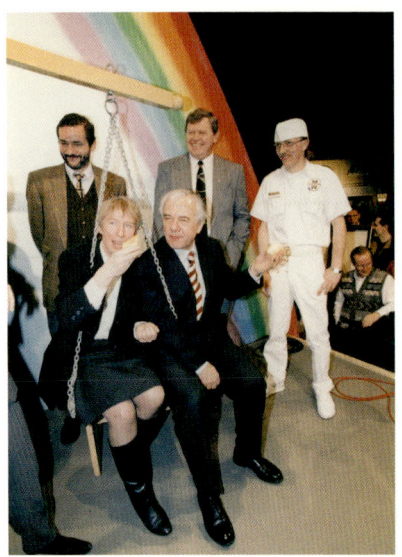

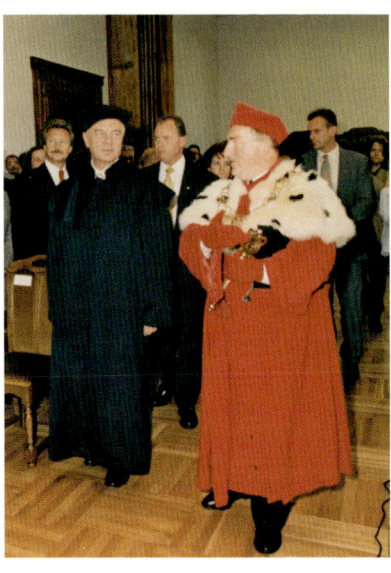

Frankfurter Kranz auf der Grünen Woche 1996 in Berlin: Manfred Stolpe mit seiner Ministerin Regine Hildebrandt.   © Leon Schmidtke, Berlin

Verleihung der Ehrendoktorwürde der Universität Szczecin an Manfred Stolpe, 1996. © privat

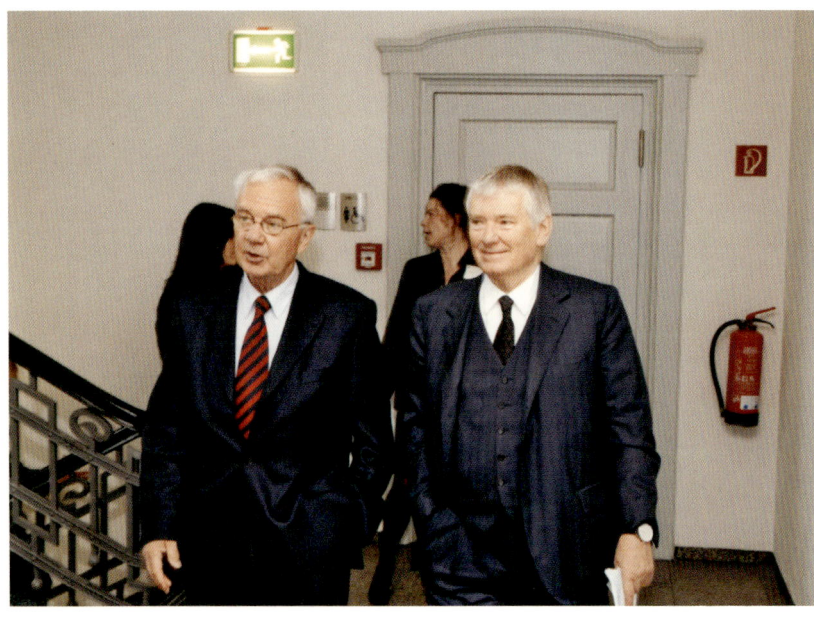

Mit Parteikollege Otto Schily auf einer Tagung des Deutschen Kulturforums Östliches Europa 2006 in Potsdam. © privat

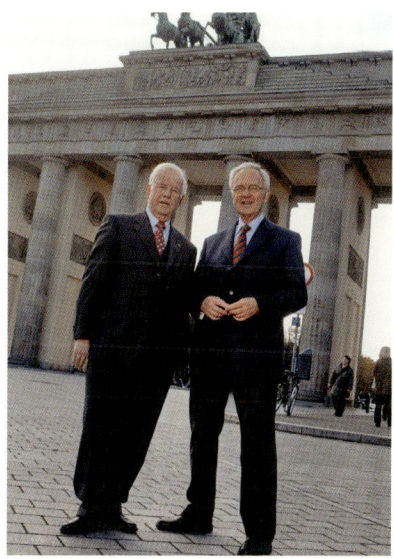

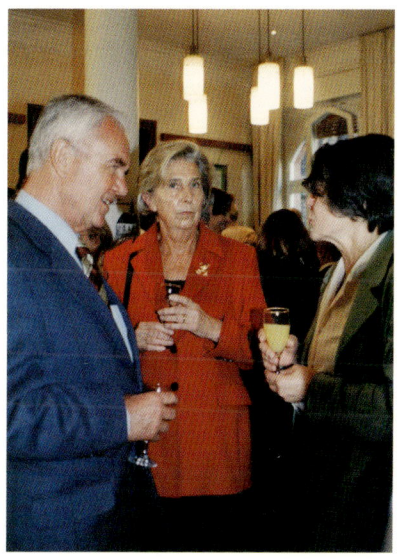

Zwei Ex-Landesväter im November 2006 vor dem Brandenburger Tor: Kurt Biedenkopf und Manfred Stolpe. © privat

Skeptischer Blick in die Kamera: Das Ehepaar auf einer Benefizveranstaltung in Berlin-Brandenburg 2003. © privat

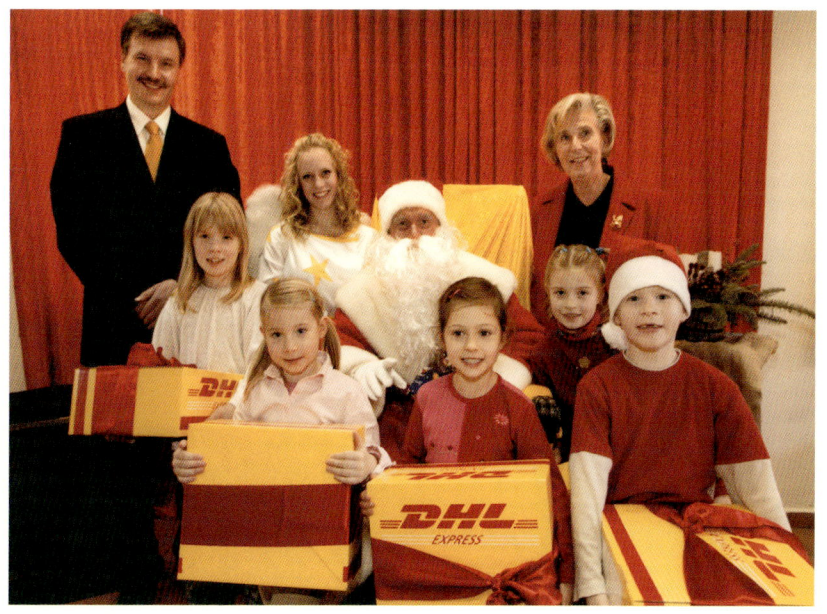

Ingrid Stolpe 2003 als Schirmherrin der alljährlichen Weihnachtsschreibaktion der Post im brandenburgischen Himmelpfort. © Kai Herschelmann

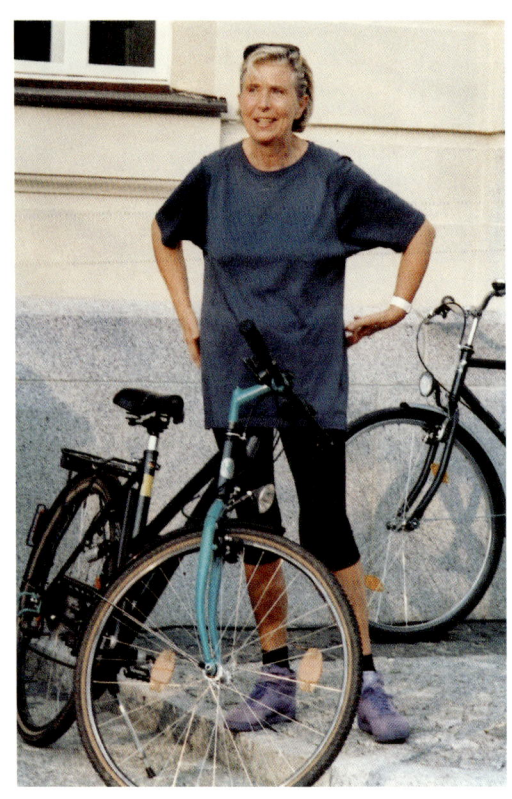

Immer auf Achse: Ingrid &
Manfred Stolpe fahren beide
leidenschaftlich gerne
Fahrrad. © Leon Schmidtke ,
Berlin (oben); © privat (unten)

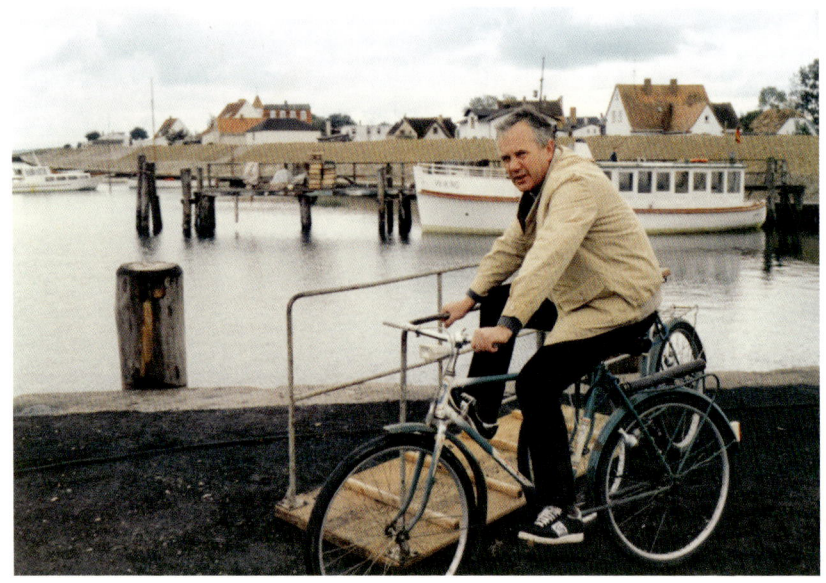

Schlussstrich. Er sagte zu Wolfgang Tiefensee: »Kommen Sie gut nach Hause« – damit hatte er die Entscheidung getroffen. Dann wandte sich Schröder an mich. Er wollte am nächsten Morgen um elf das neue Kabinett vorstellen und hatte immer noch keinen Verkehrsminister. Die Alternative zu Tiefensee war ein Politiker aus Nordrhein-Westfalen. Aber plötzlich sagte Schröder: »Du siehst ja, wir kriegen keinen aus dem Osten, also musst du das wohl machen.« Mir blieb keine andere Wahl. Spätabends fuhr ich mit dem Auftrag, Bundesminister zu werden, nach Hause. Meine Frau schlief schon. Als wir morgens das Radio anstellten, kam als erste Meldung die Vorstellung des neuen Kabinetts nebst mir als Verkehrsminister. Ihr einziger Kommentar: »Dir ist wirklich nicht zu helfen.« Begeistert war sie nicht gerade.

*

Während ihr Ehemann zunächst als Kirchenvertreter und später als Politiker im Rampenlicht steht, verfolgt Ingrid Stolpe selbstbewusst und engagiert ihre Karriere als Ärztin. Gleichzeitig muss sie zusätzlich zum Beruf ihre Rolle als Mutter und Hausfrau erfüllen und später als First Lady Brandenburg repräsentieren:

Meine Karriere als Ärztin fing eigentlich damit an, dass ich gar keine werden wollte. Viel lieber wäre ich Röntgenassistentin geworden – und dann ab in die Schweiz. Das war einmal mein Traum gewesen, und das hätte damals auch meinem Vater gefallen. Dreimal habe ich versucht, eine Ausbildung zu machen, und dreimal bin ich durch die Aufnahmeprüfung gerasselt. So setzte ich dann mein Medizinstudium, das ich in Jena unterbrochen hatte, in Greifswald fort. Und von dem Augenblick an lief plötzlich alles ziemlich reibungslos.

Nach dem Physikum in Greifswald wechselte ich an die Berliner Humboldt-Universität und legte dort 1965 mein Staatsexamen ab. Das war natürlich noch deutlich stressiger als das Physikum, und bei mir als absoluter Prüfungsphobikerin lagen die Nerven blank. Ich sah in dieser Zeit aus wie der Tod auf Latschen, habe mich ständig vor lauter Nervosität übergeben und konnte kaum etwas essen. Ich erinnere mich noch an eine Prüfung in Rechtsmedizin bei dem österreichischen Professor Prokop, einer absoluten Koryphäe auf seinem Gebiet. Er sah mein Foto auf dem Prüfungsbogen an, musterte mich irritiert und sagte dann im schönstem Österreichisch: »Saan's des überhaupt?«

Ohne Manfred hätte ich das Examen garantiert nicht geschafft. Er war in dieser Zeit wie eine Mutter zu mir. Obwohl er nicht kochen konnte, machte er mir jeden Tag Kartoffelbrei, und den bekam ich auch irgendwie runter. Vielleicht hat deshalb Brei jeder Art heute noch etwas Tröstliches für mich. Morgens brachte er mir eine Tasse Tee ans Bett, danach hat er mich zu allen Prüfungen gefahren, damit ich ja nicht zu spät kam. Wir hatten inzwischen einen Trabant, mit dem er mich und zwei weitere Kommilitoninnen aus meiner Prüfungsgruppe überall hinkutschierte. Vor den Prüfungen war ich wie weggetreten. Was habe ich ihm an jenen Tagen nicht alles versprochen? Ich würde Hausfrau werden und sogar auf der Stelle eine ganze Schar Kinder bekommen, wenn ich bloß nicht antreten müsste. Manfred hat mich mit einer Engelsgeduld jedes Mal wieder beruhigt und gesagt, ich solle doch erst einmal hingehen. Und wenn ich wirklich durchfallen sollte, könne ich immer noch Hausfrau und Mutter werden.

Einmal nur habe ich gekniffen, bei einer Prüfung in Pathologie. Da war ich so mit den Nerven fertig, dass Manfred mich entschuldigen musste. Wenn man zu einer Prüfung nicht erschien, musste man zum Neurologen, um sich die »psychische Unfähigkeit« bescheinigen zu lassen. Als ich dann, leichenblass und zittrig, vor dem Nervenarzt der Charité stand, fragte er mich, ob ich verheiratet sei und was mein Mann denn machen würde. Ich sagte ihm, dass er bei der Kirche als Konsistorialrat arbeiten würde. Plötzlich hatte der Neurologe großes Mitleid mit mir und zwinkerte mir fast verschwörerisch zu. Vermutlich dachte er: Jetzt hat das arme Ding auch noch einen uralten verschrobenen Mann, der bei der Kirche arbeitet. Ich bekam die Bescheinigung und durfte die Prüfung wiederholen.

Durch die Prüfungen für das Staatsexamen bin ich trotz meiner Angst eigentlich glänzend gekommen. Vielleicht hatte ich auch einfach ein bisschen Glück. Links und rechts von mir wurden Dinge abgefragt, von denen ich noch nie etwas gehört hatte. Von mir hat man glücklicherweise Bekanntes wissen wollen. Und als ich einmal auf die Frage eines Professors antwortete: »Ich weiß, dass das auf Seite 24 unten steht«, hat er nur gesagt: »Na, wenn Sie wissen, wo es steht, dann reicht mir das aus.«

Das Staatsexamen in der Tasche, ging es erst einmal in den Urlaub. Manfred kutschierte meine Prüfungsgruppe und mich im Trabant durch den Harz. Wir besuchten meine Großmutter und brausten bei größter Sommerhitze kreuz und quer durch die schöne Landschaft. Endlich Freiheit!

Wieder zurück, bewarb ich mich im damaligen Bezirkskrankenhaus in Potsdam um eine Stelle als Ärztin – und wurde prompt genommen. Fünf Jahre lang durchlief ich dort die Facharztausbildung zur Allgemeinmedizinerin, hatte einen wunderbaren Mentor, der mir wohlgesinnt war, und eigentlich ein recht angenehmes Leben. Dann wurde ein Arzt für die Poliklinik-Außenstelle in Bornim nordwestlich von Potsdam gesucht. Ich war damals die Einzige, die ein Auto hatte, einen alten Käfer. Deshalb hat mein Chef ganz pragmatisch entschieden: »Das macht die Ingrid« – und ich mutierte zur echten Landärztin. Für mich war diese Außenstelle zunächst alles andere als ein Traum, da ich panische Angst vor Hunden hatte, die dort natürlich fast auf jedem Grundstück lauerten.

Aber brav, wie ich damals war, ging ich schweren Herzens aufs Land. Und trat dort ein relativ schweres Erbe an. Meine Patienten waren in der Regel Obstbauern, nett, aber auch ein wenig starrsinnig. Sie hatten sich über Jahrzehnte an meinen Vorgänger, einen alten Landarzt, gewöhnt – und nun kam ich als junge Ärztin mit vielen neuen Ideen. Das Vertrauen musste ich mir hart erarbeiten. Besonders kurios war die Krankenschwester der Praxis, die ich noch vom Vor-Vorgänger geerbt hatte. Sie hatte sich mit ihrem kompletten Haushalt dort eingerichtet, bügelte nachmittags die Wäsche und behandelte sogar den einen oder anderen Patienten mit. Das hatte sie sich so angewöhnt, weil der vorige Arzt ein sehr alter Mann gewesen war, der in der Sprechstunde ab und zu einfach einschlief. Die Schwester war sehr freundlich, aber leider fachlich zurückgeblieben, weshalb ich mich schon nach kurzer Zeit nach einer neuen Schwester umsah. Maria und ich wurden ein wunderbar eingespieltes Team.

Ich war damals Ärztin, Seelsorgerin und Mediatorin in einem. Ich kann mich noch gut an den Fall eines betrunkenen Dorfbewohners erinnern, der zu Hause alles kurz und klein schlug. Maria und ich, zwei zarte junge Frauen, wurden eines Tages dorthin gerufen. Als wir vor dem Haus ankamen, standen bereits sämtliche Bauern des Ortes auf der Straße und warteten gespannt darauf, was wir zwei denn nun tun würden. Keiner wagte es einzugreifen. Ich holte tief Luft, dann betrat ich mit Maria das Haus. Drinnen zerdepperte der Mann in seinem Suff gerade diverse Blumentöpfe und hatte sich dabei schon selbst verletzt. So couragiert wie möglich befahl ich ihm: »Sie lassen das jetzt hier sein und kommen sofort mit uns mit!« Und was passierte? Er war augenblicklich still und folgte uns ohne Widerstand in die Praxis. Maria und ich hatten ihn offenbar schwer beeindruckt.

Wir arbeiteten damals bis zum Umfallen. Nach der Sprechstunde waren ab 14 Uhr die Hausbesuche dran. Und bei einem Tumorpatienten im übernächsten Dorf fragte ich natürlich auch nicht danach, ob der denn eigentlich überhaupt zum Einzugsgebiet unserer Außenstelle gehörte. Ähnlich war es bei Sterbenden, die sich nicht an Praxiszeiten hielten. Manchmal fuhr ich nach zwei Hausbesuchen schnell nach Hause, um meine Tochter zum Reiten zu bringen und ein paar Kohlen in den Ofen zu schippen, dann ging es schon wieder weiter zum nächsten Patienten. An manchen Abenden kroch ich auf allen vieren nach Hause, so geschafft war ich von der Arbeit.

Als Ausgleich dazu stimmte wenigstens die Versorgungslage mit Lebensmitteln. Zum üblichen Schlangestehen hätte ich ja auch überhaupt keine Zeit gehabt. In Bornim gab es eine Art Landwarenhaus, das Importtextilien hatte, die sonst nur schwer zu bekommen waren. Wohlgesinnt waren mir auch die »Konsum-Girls« in Bornstedt, die mir schon ohne Einkaufsliste die Waren zusammenstellten, so dass ich sie nur kurz abholen musste.

Das Gesundheitssystem in der DDR war komplett anders als das im Westen. Wobei beileibe nicht alles schlecht war. Das Impfsystem beispielsweise war prima, das hätte man nach der Wende übernehmen müssen. Auch das Krebsmelderegister hat perfekt funktioniert. Schwierig war dagegen die Medikamentenlage. Einige Präparate wie bestimmte Kortisonmittel oder Antibiotika wurden im Osten einfach nicht hergestellt. Das waren Arzneimittel der sogenannten Nomenklatur C, die meist aus dem Westen importiert wurden und nur in bestimmten Apotheken erhältlich waren. Dafür musste ich extra einen Antrag ausfüllen. Diese Mittel waren für einige Patienten wichtig, weil sie einfach besser vertragen wurden. Simples Einwegmaterial wie Kanülen, also Injektionsnadeln, gab es bei uns ebenfalls lange Zeit nicht. Ich musste die Spritzen, Nadeln und Instrumente noch mühsam sterilisieren.

Auch die Gerätemedizin war nicht so fortschrittlich wie im Westen. Bestimmte Geräte wie beispielsweise einen Magnetresonanz-Tomographen gab es ausschließlich an der Charité. Das musste reichen für die gesamte Region Brandenburg-Ostberlin. Bis man da einen Termin bekam, verging eine Ewigkeit. Einige Patienten, die eine Röntgenuntersuchung ihrer Herzkranzgefäße brauchten, haben das schlicht und einfach nicht mehr erlebt. Beziehungen waren hier überlebenswichtig im Wortsinn. Ich hatte immer einen guten Draht zum Bezirkskrankenhaus und bekam so auch einmal einen Termin außer der Reihe, wenn es einem meiner Patienten wirklich schlechtging. Der Internist der Klinik sagte immer: »Wenn Frau Stolpe anruft, ist es schlimm. Aber wenn die Patienten da sind, ist es noch schlimmer.« Entscheidend war, dass ich mich um alles selbst gekümmert habe. Hätte ich die Patienten mit einem Zettel weggeschickt und damit ihrem Schicksal überlassen, wäre vieles so nicht möglich gewesen. Ein oft anstrengender Kampf.

1988 war ich so ausgebrannt, dass ich einfach kürzer treten musste. Zufällig wurde zu dieser Zeit eine Halbtagsstelle in der Poliklinischen Abteilung für Onkologie in Posdam frei. Das war ein reiner Bürojob in der Onkologie, also in der Beratung von Krebspatienten. Nicht unbedingt das, wonach ich mich sehnte, aber ich hielt einige Zeit durch und konnte aufgrund meiner Erfahrungen nach der Wende im Jahr 1991 mit zwei Sozialarbeiterinnen die Krebsberatungsstelle im Gesundheitsamt aufbauen. Einige Zeit später riefen wir eine Selbsthilfegruppe für Krebspatientinnen für das Land Brandenburg und regional für Potsdam ins Leben. Selbsthilfegruppen hatte es in der DDR nicht gegeben, und wir besuchten deshalb einige Seminare bei SEKIS, der Selbsthilfe Kontakt- und Informationsstelle in Westberlin. Kurz danach bekam ich die Kündigung, wie so viele meiner Kolleginnen. Wir wurden einfach wegrationalisiert – nach fast 25 Jahren in der gleichen Klinik.

Natürlich hätte ich mich damals auch ganz auf die Rolle der First Lady an der Seite meines Mannes konzentrieren können, der ja seit 1990 Ministerpräsident von Brandenburg war. Doch das lag mir völlig fern. Ich war mein Leben lang selbständig im Beruf gewesen und hatte deshalb mit der Rolle der reinen Repräsentantin und allenfalls noch Charity-Lady gar nichts am Hut. Also entschloss ich mich mit 53, noch einmal ganz neu durchzustarten – mit einer eigenen Praxis. Eine Betriebsärztin aus der Landtechnik in Bornim, die ich noch von früher kannte, suchte eine Partnerin für die Gründung einer Gemeinschaftspraxis. Auch wenn wir erfahrene Ärztinnen waren, so war uns durch das frühere DDR-System natürlich die wirtschaftliche Seite einer Praxis völlig fremd. Also setzten wir uns abends, geschafft vom Tagesgeschäft, noch in diverse Kurse und Seminare, um alles zum Thema »Arzt und Unternehmer« zu pauken.

Auch die Suche nach Räumlichkeiten war nicht einfach. Über eine Genossenschaft fanden wir schließlich in wunderschöner Lage an der Neustädter Havelbucht einige Zimmer im Erdgeschoss. Die haben wir mit Hilfe eines befreundeten Architekten komplett umbauen lassen. Dafür musste ich allerdings einen Kredit über 150 000 DM aufnehmen. Eigentlich hätte ich in meinem Alter diesen Kredit gar nicht mehr bekommen, aber der Bankberater der Ärzte- und Apotheker-Bank, der eigens aus Würzburg angereist war, glaubte wohl an mich.

Er sagte nur: »Eine Ministerpräsidenten-Gattin hatten wir noch gar nicht. Machen Sie das ruhig mal.« Den Ernst der Lage überblickte ich damals zum Glück nicht. Ich hatte überhaupt keinen Patientenstamm, und zu dieser Zeit drängten unglaublich viele Ärzte, die Opfer des Systemwechsels geworden waren, auf den Markt und wollten sich niederlassen. Glücklicherweise brachte wenigstens meine Kollegin ein gewisses Kontingent an Patienten mit. Bis ich allerdings eine eigene Existenzgrundlage von rund 600 Patienten zusammenhatte, dauerte es rund drei Jahre.

Im Grunde habe ich das Geld von zu Hause mitgebracht, um bei mir zu arbeiten. Damit ging es mir so wie vielen anderen. Der damalige brandenburgische Justizminister Hans-Otto Bräutigam, der mit einer Psychologin verheiratet ist, »tröstete« mich auf einer Feier mit den Worten: »Meine Frau arbeitet auch fast rund um die Uhr und hat noch nie etwas verdient.« Wir ackerten bis in die späten Abendstunden, absolvierten unendlich viele Hausbesuche und versuchten, trotz der Belastung immer ein offenes Ohr für unsere Patienten zu haben. Denn nach der Wende kamen oft Menschen zu uns, die einfach nur reden wollten. Menschen, die gerade ihre Arbeit und damit ihre Existenzgrundlage verloren hatten. Nicht wenige kamen mit Depressionen in die Praxis, einige äußerten auch Suizidgedanken. Die kann man natürlich nicht nach fünf Minuten mit einem aufmunternden Schulterklopfen wieder vor die Tür schicken.

Zudem habe ich oft eine sehr starke Empathie für Patienten. Das ist gleichzeitig ein Segen und ein Fluch. Ich habe mit so vielen von ihnen gelitten, dass ich morgens oft schon ganz früh wach war und in Gedanken durch den Tag raste. Wenn dann mein Mann noch ein kleines Wehwehchen hatte, musste ich ihn auch noch über Nacht kurieren, damit er am nächsten Morgen wieder fit war.

Und dann musste ich von Zeit zu Zeit ja auch noch an der Seite meines Mannes auftreten. Wenn ich abends hundemüde auf einem Empfang dafür bewundert wurde, dass ich meine eigene Karriere verfolgte, dachte ich immer nur: Wenn ihr wüsstet, wie ich mich gerade fühle.

Auch wenn ich hier und da gekniffen habe: Bei Königinnen war ich immer dabei, das verlangte schon das Protokoll. Zweimal war die britische Queen da, einmal das belgische Königspaar und zweimal Königin Beatrix von den Niederlanden. Morgens ging ich mit meinem eleganten Kostüm im Kleidersack in die Praxis, zog mich mittags schnell um und gab eine Stunde später die First Lady.

Beim Besuch der Queen herrscht strenge Hutpflicht. Aber so etwas gab mein Kleiderschrank nicht her. Also eilte ich am Tag vor dem Staatsbesuch extra ins KaDeWe nach Berlin, um mir ein schickes Exemplar zu kaufen. Bei der offiziellen Zeremonie fuhren wir dann mit zwei Kutschen durch den Schlosspark von Sanssouci, das hochoffizielle Essen fand im Neuen Palais statt. Dort angekommen, gab ich als Erstes meinen großen sperrigen Hut zusammen mit meinem Mantel an der Garderobe ab und fühlte mich sehr erleichtert. Sofort sprang der Protokollchef an meine Seite und klärte mich leise darüber auf, dass ich als Gastgeberin die Einzige sei, die den Hut abnehmen und quasi oben ohne an der Tafel mit der Queen sitzen dürfe. Was ich intuitiv zwar richtig gemacht hatte, hätte natürlich ein böser Fauxpas werden können, über den die Königin sicherlich *not amused* gewesen wäre. Jedenfalls saß ich als einzige Frau ohne Hut an der Tafel – und die Queen hat sich vor Schreck auch nicht verschluckt.

Die Doppelbelastung war nicht ohne. Und es gab natürlich immer wieder »schlaue« Menschen, die fragten: »Warum setzen Sie sich als Frau des Ministerpräsidenten eigentlich noch selbst in Ihre Praxis?« Ich wusste, warum. Hätte ich nicht selbst da gesessen, wäre niemand mehr gekommen, denn die Menschen wollten ja zu mir. Da hätte ich dann gleich Konkurs anmelden können. Einige Patienten waren leider der Meinung, als Frau des Ministerpräsidenten könne ich doch sicher auch besonders teure Tabletten verschreiben. Denen sagte ich dann immer: »Wir sind hier doch nicht bei Erich.« Ich war ja ein Arzt wie jeder andere auch und konnte nur das aufschreiben, was ich vertreten konnte, und musste immer mit Regressen, also Strafzahlungen, rechnen. Und davon gab es einige während meiner aktiven Zeit.

Glaube

Sehr geehrte Frau Stolpe,
sehr geehrter Herr Stolpe,

der Vorstand und die Mitarbeiterinnen der Brandenburgischen Krebsgesellschaft e. V. haben schon eine Weile überlegt, Ihnen zu schreiben.

Sie, Frau Stolpe, als Ehrenmitglied der BKG, und Sie, Herr Stolpe, daran erinnern wir uns noch sehr gerne, haben vor Jahren unsere Krebs-Beratungsstelle eingeweiht.

Diese ist mittlerweile für viele Tumorpatienten und deren Angehörige ein wichtiger Ort, um reden zu können, Hilfe zu erfahren, zu wissen, hierher kann man kommen mit allem, was über das Medizinische hinausgeht. Oft suchen an Krebs erkrankte Menschen bei uns einfach nur einen Zuhörer und ein hoffnungsvolles Wort.

Nun haben wir aus den Medien erfahren, dass auch Sie beide an Krebs erkrankt sind. Das hat uns natürlich sehr berührt.

In letzter Zeit haben viele Tumorpatienten in unserer Beratungsstelle gesagt, dass sie sehr ergriffen und beeindruckt davon sind, wie Sie beide in der Öffentlichkeit über Ihre Erkrankung reden und damit umgehen.

Sicher brauchen Sie auch, wie jeder andere Krebspatient, viel Mut in stillen Stunden.

Aber Mut machen Sie auch vielen anderen krebskranken Menschen, sich die Lebensfreude zu bewahren, wie Sie es vorleben. Sie beide zeigen, wie man sich nicht zu sehr von der Krankheit bestimmen lassen darf.

Wir wünschen Ihnen weiterhin viel Kraft, viel Freude bei Ihren Radtouren und allen Dingen, die Sie mögen.

Mit den besten Grüßen
Dr. Christel Ohm, Vorsitzende der Brandenburgischen Krebsgesellschaft e. V.
Bianka Rohne, Geschäftsführerin

Dezember 2009, zu Hause in Potsdam

»Seit gestern habe ich einen Schlitz im Ohr. Die Ärzte haben einen Knubbel an meinem Ohr als Hautkrebs eingestuft. Glücklicherweise ist es der sogenannte Weiße Hautkrebs, weniger tückisch und tödlich als sein schwarzer Bruder. Frühzeitig erkannt, soll er zu fast 100 Prozent heilbar sein. Ursache ist die Sonne, die natürlich gerade bei Männern mit kurzen Haaren häufig direkt auf die Ohren

scheint. Ich sehe mit dem Verband zwar aus wie ein großer Teletubbie mit nur einem Ohr, habe aber glücklicherweise keine Schmerzen. Im nächsten Urlaub kommt garantiert eine Extraportion Sonnenmilch mit hohem Lichtschutzfaktor auf die Ohren, auch wenn ich wie die meisten Männer ein Crememuffel bin. Dafür wird schon meine Frau sorgen. Ansonsten vertraue ich darauf, dass auch diese Krankheit mein Leben nicht weiter beeinträchtigen wird.«

Die große Nähe zu seiner frommen, aber auch sehr lebensfrohen Mutter hat Manfred Stolpe schon früh mit dem Glauben in Berührung gebracht. Anfangs noch Pflichtprogramm in Form von sonntäglichen Kirchenbesuchen, wird die Religion später zu einem Grundpfeiler seines Lebens – und hätte ihn zudem fast seine Karriere gekostet. Doch nach diversen beruflichen Umwegen konnte er schließlich als Kirchenjurist seinen Beruf mit dem Glauben verbinden:

Meine Bindung zu Gott und der Religion wurde mir bereits in meiner Kindheit eingeimpft. Das hat viel mit meiner Mutter zu tun. Sie war eine fromme, aber auch sehr lebensnahe und fröhliche Frau. Sie glaubte fest daran, dass die Lebensläufe von Gott vorgegeben sind, und nahm gute und böse Zeiten deshalb klaglos hin. Vor allem in den Kriegs- und Fluchtzeiten hat ihr das sehr geholfen.

Besonders imponiert hat mir schon als Kind ihre Achtung vor anderen Menschen. Während unserer Stettiner

Zeit hatten wir viele jüdische Nachbarn. Plötzlich, Anfang der 1940er Jahre, bekamen wir mit, dass diese Menschen einfach über Nacht verschwanden.

Mein Vater war anfangs in der SA aktiv, und ich erinnere mich an eine nächtliche Diskussion meiner Eltern, in der meine Mutter meinem Vater androhte, das Haus zu verlassen, wenn er dort weiter mitmachen würde. Mit diesem Unrecht, dass Menschen andere Menschen wegen ihres Glaubens verfolgten und vernichteten, konnte sie nicht leben. Und mit einem Menschen, der das guthieß, erst recht nicht. Mein Vater hat später einen Dreh gefunden, sich von der SA und der NSDAP zu distanzieren. Wie er das genau gemacht hat, weiß ich leider nicht. Wir haben später nicht mehr darüber gesprochen.

Auch die Fremdarbeiter, meist junge polnische Mädchen, die bei uns im Haushalt arbeiteten, behandelte meine Mutter immer mit Respekt. Bei uns mussten sie nie das diskriminierende P-Abzeichen tragen und saßen beim Essen immer mit uns am Tisch. Genauso war es auch bei meinem Großvater auf dem Land, zu dem ich in der zweiten Hälfte des Krieges kam, als die Bombenangriffe auf Stettin häufiger wurden. Auch hier waren die Zwangsarbeiter Teil der Familie.

Ich habe noch genau die gemeinsamen Kirchenbesuche mit meinen Eltern nach dem Krieg im Greifswalder Dom vor Augen. Wir hatten einen Stammplatz, nicht in der ersten, sondern in der letzten Reihe. Meine Mutter sang immer kräftig mit, sie hatte eine schöne Stimme. Meinem Vater empfahl sie allerdings, sich stimmlich etwas zurückzunehmen. Und sie wurde stets ungehalten, wenn mein Vater schon während der Predigt das Kleingeld für die Kollekte umständlich zusammensuchte und mit den Münzen klimperte. Für mich waren diese sonntäglichen Besuche ein Ritual, das dazugehörte. Nicht mehr und nicht weniger. Sonderlich beeindruckt hatte mich die Kirche damals noch nicht.

Der erste Anflug von Begeisterung kam bei mir auf, als ich mit 17 die Turmführungen im Dom übernehmen durfte. Sowohl der Pfarrer als auch der Küster waren nämlich recht unsportlich und deshalb froh, diese Aufgabe an mich abgeben zu können. Ich bekam also den Schlüssel und wurde Herr über den Kirchturm. Das war gleich doppelt attraktiv, weil die Trinkgelder der Besucher direkt in meine Tasche wandern durften. Ich kümmerte mich um die Turmfalken, hielt Tauben so gut es ging davon ab, überall ihren Dreck zu hinterlassen, und genoss den wirklich atemberaubenden Blick über die Dächer der Stadt. Bei gutem Wetter konnte man sogar das 30 Kilometer entfernte Stralsund sehen. Dort war ich quasi das erste Mal Kirchenfunktionär.

Kurz darauf schloss ich mich zudem der Jungen Gemeinde an und trug als Bekenntnis das sogenannte Kugelkreuz, eine Art stilisierte Weltkugel mit einem Kreuz darauf. Ich war immer bekennender Christ, niemals demonstrativ, aber dennoch überzeugt. Von einem angehenden Juristen erwartete man in der DDR eine gewisse Linientreue. Eine kirchliche Bindung war daher eher ungewöhnlich und nicht wirklich erwünscht. Von meiner ganzen Seminargruppe mit dreißig Kommilitonen engagierten sich höchstens fünf in der Kirche. Als ich wegen meiner Zugehörigkeit zur Kirche im sechsten Semester öffentlich abgestraft wurde, war mir der Weg in den Staatsdienst verstellt. Ich bekam zum Glück kurz nach meinem Staatsexamen die Möglichkeit, bei der Evangelischen Kirche Berlin-Brandenburg eine Tätigkeit zu beginnen, zunächst als Referendar, dann als Assessor, später als Konsistorialrat und ab 1982 als Konsistorialpräsident.

Diese Tätigkeit im Dienst der Kirche war gleichzeitig mein Zugang zur Bibel. Durch das Lesen der Bibeltexte konnte ich hilfreiche Verbindungen zum Alltag herstellen. Besonders die uralten Psalmen empfand ich oft als erstaunlich modern und realitätsnah. Das Lesen dieser Glaubenstexte wurde für mich zu einer Art von Meditation, an der ich bis heute festhalte. Es vergeht eigentlich kein Morgen, an dem ich nicht vor dem Frühstück über eine entsprechende Losung des Tages nachdenke. Zwei Psalmworte sind mir seit meiner Krankheit besonders wichtig geworden: »Herr, lehre mich doch, dass es ein Ende mit mir haben muss und mein Leben ein Ziel hat und ich davon muss.« Das ist die Erkenntnis. Das zweite Wort spiegelt die Hoffnung wieder, die ich habe: »Lass ab von mir, dass ich mich erquicke, ehe ich dahinfahre und nicht mehr bin.«

Bei meinen Morgenmeditationen denke ich auch darüber nach, ob ich am Vortag etwas falsch gemacht habe oder etwas bereue. Und ich denke an die eigene Familie und an Freunde. Ich habe die tiefe Überzeugung, dass Gebete auch eine vertikale Ebene in Form von Gedankenübertragung und guten Wünschen haben. Diese unglaubliche Kraft der Gedankenübertragung erlebe ich sehr häufig mit meiner Frau. Oft spricht sie in dem Moment etwas aus, an das ich gerade gedacht habe, oder umgekehrt. Vielleicht geht das aber den meisten Paaren nach so vielen gemeinsamen Jahren so.

*

Ingrid Stolpe respektiert den Glauben ihres Mannes, hat aber im Vergleich zu ihm eine größere Distanz zur Kirche und eine deutlich weltlichere Sicht auf die Dinge des Lebens:

Ich bin zwar getauft, wir haben kirchlich geheiratet und ich gehe auch Weihnachten und Silvester in die Kirche. Mehr aber auch nicht. Betend bin ich nie in Erscheinung getreten. Insofern war ich an der Seite eines Kirchenmannes nicht die klassische fromme Besetzung, für meine Schwiegereltern schon gar nicht. Wenn sich die Frauen der anderen Konsistorialräte, also der Kollegen meines Mannes, zum Frauenkreis trafen, bin ich da gar nicht hingegangen. Einerseits hatte ich genug mit meinem Beruf zu tun, andererseits hätte ich mich dort auch nicht so richtig zu Hause gefühlt. Eine Bekannte sagte einmal, so eine flotte Pfarrfrau hätte sie noch nie gesehen, obwohl ich ja genau genommen nicht die Frau eines Geistlichen, sondern die eines Kirchenjuristen bin. Aber das konnten die meisten sowieso nicht auseinanderhalten.

Ich freue mich für meinen Mann, dass er einen Teil seiner Kraft aus seiner täglichen Morgenmeditation zieht. Für mich wäre das nichts. Ich habe morgens genug mit meinen kaputten Knochen zu kämpfen und muss sehen, dass ich irgendwie in Schwung komme. Als ich noch gearbeitet habe, ging der Morgen ohnehin sehr realistisch für mich los. Meist habe ich schon an meine Patienten gedacht und daran, was bei wem heute ansteht. Ich stürze mich einfach in den Tag hinein, das klappt am besten. Meine Kraft ziehe ich aus mir selbst. Das hat bisher auch immer gut funktioniert. Physisch war ich natürlich oft am Ende, psychisch aber nur ganz selten.

Tod

*Ende November 2001, SPD-Bundesparteitag
im Kongress-Center Nürnberg*

*»Die sonst immer so lautstarke, engagierte und oft auch
anstrengende Kämpferin sitzt fast reglos auf ihrem Platz,
spricht wenig und wirkt das erste Mal deutlich angeschlagen. Sie bleibt selbst in der Pause sitzen. Ich gehe zu ihr. Es
ist das erste Mal, dass ich Regine Hildebrandt klagen höre.
Wobei klagen eigentlich schon viel zu viel für ihre wenigen
Worte ist. Sie sagt mir, dass sie am Morgen Mühe gehabt
habe, überhaupt in Gang zu kommen, und jetzt froh sei zu
sitzen. Ihre Augen wirken so müde wie nie. Ich frage sie,
ob sie sich denn wenigstens in der Advents- und Weih-
nachtszeit ein wenig erholen könne. › Weihnachten werde
ich wohl nicht mehr dabei sein‹, sagte sie nur. Das mag ich
der engagierten Kämpferin, die mir gerade einfach nur ein
wenig müde erscheint, gar nicht glauben. Und doch muss
ich später noch lange über ihre Aussage nachdenken.«*

Regine Hildebrandt, enge Weggefährtin von Manfred Stolpe und ehemalige Arbeits- und Sozialministerin in seinem Brandenburger Kabinett, starb nur vier Tage nach dieser Begegnung auf dem SPD-Parteitag an ihrer schweren Krebserkrankung. Manfred Stolpe erfuhr davon während einer Dienstreise nach China. Dass die heimtückische Krankheit auch bald darauf ihr eigenes Leben beeinflussen könnte, daran dachten Manfred und Ingrid Stolpe während der Trauerfeier für Regine Hildebrandt noch nicht.

Dass das Leben endlich ist, daran wurden die beiden nicht nur bei dieser Gelegenheit erinnert. Besonders für Ingrid Stolpe ist der Tod ein steter Begleiter; bei ihrer Tätigkeit als Ärztin wird sie immer wieder damit konfrontiert. Das beeinflusst auch ihre Gedanken über das eigene Sterben:

Einfach umfallen, das wäre das Schönste. Oder so wie mein Schwiegervater zu sterben. Der hatte mit 99 Jahren eine Magenblutung, die nicht beherrscht werden konnte, und ist sanft eingeschlafen. Oder so wie mein Vater, der mit 98 Jahren nach dem Mittagsschlaf nicht mehr aufgewacht ist. Aber langes Liegen, pflegebedürftig sein und mit einer Windel im Bett liegen – schon den Gedanken daran finde ich gruselig. Also muss man sich wirklich ein Schild um den Hals hängen, das im Ernstfall lebensverlängernde Maßnahmen verbietet. Noch haben mein Mann und ich keine Patientenverfügung, ich denke aber verstärkt darüber nach.

Es macht Sinn. Aber ob der Zettel dann im Notfall da ist, wenn die Entscheidung ansteht, ob man reanimiert wird, ist natürlich fraglich. Ich hatte einmal einen Patienten, der auf der Straße mit einem Herzinfarkt zusammengebrochen war. Er wurde auch reanimiert – und liegt jetzt seit einigen Jahren im Wachkoma.

Als ich noch als Landärztin gearbeitet habe, waren wir praktisch immer dabei, wenn jemand zu Hause gestorben ist. Und ich habe oft erlebt, wie schwer Menschen sich vom Leben verabschieden können. Manchmal hat es eine ganze Woche gedauert, bis der Tod eingetreten ist. Tumorpatienten dagegen starben in der Regel leicht und ruhig. Seltsamerweise habe ich es nie erlebt, dass sich ein Patient an mich geklammert und gesagt hat: »Ich will nicht sterben.« Die meisten Menschen scheinen sich kurz vor dem Sterben mit dem Tod arrangiert zu haben. Vielleicht vergeht die Angst davor in den letzten Tagen oder Stunden von ganz alleine?

Was mich immer sehr berührt hat, sind Patienten, die bewusst gestorben sind, und Angehörige, die sie ebenso bewusst dabei begleitet haben. Eine meiner Patientinnen hatte Brustkrebs im Endstadium. Ihr Mann war Alkoholiker, bekam kaum sein eigenes Leben geregelt und hat sich dennoch rührend um sie gekümmert. Nachts hat er immer sein Handgelenk mit dem seiner Frau verbunden, mit einem Gummiband. Wenn sie nachts aufstehen wollte, spannte sich das Band, er wurde wach und konnte sie so sicher zur Toilette begleiten, da er immer Angst hatte, dass sie hinfällt. Als es ihr deutlich schlechter ging, zog er seiner Frau ihr schönstes Sommerkleid an und setzte sie wie eine bleiche, furchtbar magere Puppe auf das Sofa, damit sie wenigstens schön stirbt. Sie ist tatsächlich in dem Kleid auf dem Sofa friedlich eingeschlafen.

Bis heute mache ich mir Vorwürfe, weil ich einmal gegen den Willen einer Krebspatientin gehandelt habe. Ihr Mann war mit der Pflegesituation zu Hause überfordert und wollte, dass ich seine Frau ins Krankenhaus einweise. Die Frau aber wollte nicht in die Klinik. Ich habe sie trotzdem eingewiesen, weil der Mann mir deutlich überlastet schien. Heute denke ich, dass ich ihren Willen und ihren Wunsch, zu Hause zu sterben, hätte respektieren müssen.

Wenn ich selbst irgendwann präfinal austherapiert, voller Metastasen und quittegelb im Bett liegen sollte, möchte ich nicht unbedingt geduldig auf mein Ende warten. Dann könnte ich mir schon vorstellen, etwas zu schlucken, das mich erlöst. Ich bin der Meinung, das muss jeder für sich selbst entscheiden können. Mein Mann muss das ebenso für sich entscheiden. Ich glaube allerdings nicht, dass er mich um Sterbehilfe bitten würde, da er wüsste, dass ich dadurch in einen rechtlichen Konflikt käme. Gläubig wie er ist, würde er sich vermutlich sagen, es ist so, wie es ist, und dass er das eben aushalten muss – bis zum Ende. Er ist nicht der Typ, der seinem Leben selbst ein Ende setzen würde.

*

Auch als bekennendem Christen fällt Manfred Stolpe die genauere Vorstellung eines Lebens nach dem Tod schwer – wie wohl fast allen Menschen. Seine Gedanken dazu sind deshalb ebenfalls eher pragmatisch denn poetisch:

Mir geht es so wie jedem Menschen: Ich weiß natürlich, dass das Leben endlich ist. Natürlich gab es auch bei mir in Jugend- und Hochstimmungszeiten die leise Hoffnung, dass das vielleicht nicht für jeden zutrifft. Als mein Darmkrebs entdeckt wurde, war der Gedanke an den Tod für kurze Zeit sehr intensiv. Doch damals verging von der Diagnose bis zur Therapie so wenig Zeit und ich war beruflich so eingespannt, dass ich einfach gar keine Zeit hatte, lange darüber nachzudenken.

Anders war die Situation, als der Krebs 2008 zurückkam und man einen deutlichen Metastasenbefall der Leber feststellte. Der behandelnde Chefarzt, der sonst immer sehr fröhlich war, erschien mir plötzlich ungewöhnlich ernst. Er prognostizierte mir eine 70-prozentige Überlebenswahrscheinlichkeit von fünf Jahren. Ich wollte nicht lange herumrechnen und stellte mich deshalb auf einen Zeitraum zwischen zwei und vier Jahren ein. Das hat meine Grundeinstellung verändert. Wenn ich etwas zum ersten Mal sehe, dann schaue ich jetzt viel genauer hin als früher, präge es mir ein und danke auch für die Möglichkeit, es noch mal gesehen zu haben. Panik kam nicht auf, wohl aber die Frage: Wie kann man den verbleibenden Zeitraum sinnvoll gestalten, und wie wird sich die Lebensqualität in dieser Spanne des Lebens entwickeln? Was kommt an Leid, Behinderungen oder Erschwernissen auf mich zu?

Über das Leben nach dem Tod habe ich keine klare Vorstellung. Aber ich richte mich auch nicht auf einen Fensterplatz im Himmel ein. Das Danach lege ich ganz in die Hand Gottes oder des geistlichen Umfeldes, in dem ich mich geborgen weiß. Wenn es ein freudiges Erwachen mit Harfenklängen geben sollte, werde ich nicht die Versetzung in die Hölle beantragen. Ich kann mich aber genauso gut damit arrangieren, dass der Glaube an ein Jenseits auch als eine wichtige und nötige Motivation zu einem verantwortlichen Leben im Diesseits gesehen wird. Wenn es dann als Belohnung kommt, gerne, ich lebe aber nicht darauf hin.

Ob Seelen wandern oder ausstrahlen, auch diese Frage kann ich nicht beantworten. Wichtig ist in jedem Fall, wie Angehörige einen Verstorbenen in Erinnerung behalten. Manchmal habe ich bei intensiven Gedanken an meine verstorbenen Eltern oder auch meinen Bruder schon das Gefühl, dass sie in diesem Moment ganz nah bei mir sind. Bei so manchen Dingen im Leben frage ich mich, wie hätte mein Vater das jetzt gesehen oder empfunden oder was würde meine Mutter in der Situation wohl tun. Auf politischer Ebene sind meine Gedanken oft bei Johannes Rau, der 2006 gestorben ist und dem ich mich sehr verbunden fühle. Wenn es mir gelingt, noch zehn Jahre zu leben, werde ich darüber sicher noch intensiver meditieren.

Als ich an Krebs erkrankte, musste ich oft an Regine Hildebrandt denken. Die Gedanken an den für uns alle doch recht plötzlichen Krebstod und ihren Umgang mit der Krankheit in der Zeit davor holten mich bei meiner eigenen Krebsdiagnose 2004 wieder ein. Durch Regine habe ich erfahren, dass mit Krebs trotz modernster Behandlungsmethoden nicht zu spaßen ist. Aber sie hat mir auch gezeigt, wie wichtig es sein kann, sich nach einer solchen Diagnose nicht hängen zu lassen, nicht ständig ängstlich in sich hineinzuspüren und vor allem die Hoffnung niemals aufzugeben.

Regine war für mich eine Art Schwester und eine politische Seelenverwandte. Unsere gemeinsame politische Arbeit begann eigentlich schon im Herbst 1989 bei einem Dreiergespräch zusammen mit dem Berliner Bischof Gottfried Forck. Dort setzte sie sich stark für Reformen, Menschenrechte und Reisefreiheit in der DDR ein. Es war die Zeit der Montagsdemonstrationen. Wir ahnten, dass die Einheit vielleicht möglich war, uns war aber auch klar, dass wir damit in ein ganz anderes politisches und vor allem wirtschaftliches System kommen würden. Die Angst vor Arbeitslosigkeit und einem ökonomischen Desaster war groß. Uns beiden kam in den folgenden Monaten noch oft der Gedanke, dass aus den Siegern der Revolution schnell die großen Verlierer der Einheit werden könnten.

Wir waren davon überzeugt, dass die Arbeit für den Menschen nicht nur Geldverdienen bedeutet, sondern auch eine Selbstbestätigung, und dass sich daran auch der Stellenwert in der Gesellschaft bemisst. Regine Hildebrandt hat immer besonderen Wert darauf gelegt, dass nicht die Frauen die Verliererinnen der Wende sind. Denn die Angst um Arbeitsplätze gerade bei der weiblichen Bevölkerung war groß. Es gab in den Zeiten des Umbruchs und Neuanfangs nicht wenige Fälle, wo Frauen ihrem neuen Arbeitgeber eine Bescheinigung mitbringen mussten, dass sie sterilisiert sind.

Regine war auf eine sympathische Weise ausgesprochen anstrengend, sie war undiplomatisch und manchmal auch kompromisslos. Sie hatte ihre festen Überzeugungen, und die vertrat sie bis zum Letzten. In der Zusammenarbeit mit ihr im Kabinett habe ich Monate gebraucht, um ihr klarzumachen, dass es nichts nützt, lange feurige Reden zu halten und später dann in den Abstimmungen zu scheitern. Wenn sie besonders gut drauf war, hat sie in den Kabinettssitzungen sogar eine Pause beantragt, um sich noch mal ein paar Widersacher ganz persönlich zur Brust nehmen zu können. Meist war das der Finanzminister, mit dem sie sich über Arbeitslosigkeit und soziale Belange stritt.

Sie war für uns eine Kämpferin, eine Kämpferin mit Herz. Sie brannte für ihre Arbeit und sie brannte für die Menschen. Das klingt pathetisch, trifft aber wirklich auf sie zu. Und deswegen wurde sie auch von allen geschätzt. Die Leute im Land spürten einfach, da ist eine, die sagt, was sie meint. Und das ist so gar nicht typisch für einen

Politiker. Regine vertrat lautstark und hochemotional ihre Anliegen. Dabei verfiel sie nie in Populismus, sie redete den Leuten auch nicht nach dem Mund, sondern forderte sie auf, selbst aktiv zu werden. So entstand ihr Ruf als »Mutter Courage des Ostens«, wie sie oft bezeichnet wurde.

Privat hatten wir eigentlich wenig Kontakt. Lediglich ein, zwei Male, wenn es im Kabinett besonders heiß hergegangen war, haben wir hinterher zur Beruhigung zusammen etwas gegessen. Ihren Mann kannte ich schon lange. Er gehörte zu den sogenannten Bausoldaten, das waren Kriegsdienstverweigerer, die es in der DDR eigentlich nicht geben sollte. Sie waren im Grunde ständig unterdrückt und befanden sich immer mit einem Bein im Gefängnis. Von Seiten der Kirche war es damals auch meine Aufgabe, diese Bausoldaten zu betreuen. Seit dieser Zeit habe ich Jörg und Regine Hildebrandt einige Mal in ihrer Berliner Wohnung besucht. Ich war immer erstaunt, dass sie zu Hause voll in der Rolle der Hausfrau und Mutter aufging.

So dynamisch, wie sie in der Politik ihr Aufgabenfeld beackerte, so engagiert gab sie sich auch zu Hause. Ich erinnere mich noch an einen Silvestervormittag, als ich sie besuchte. Sie kämpfte gerade mit einem Karpfen in der Küche, der einfach nicht in den Ofen passen wollte. Ich glaube, letztlich hat sie den Fisch doch bezwungen. Geradezu legendär war auch ihr Frankfurter Kranz, den sie zu allen möglichen Gelegenheiten buk. Und wenn dann noch Zeit blieb, guckte sie mit ihrem Fernrohr in die Sterne. Ich war immer wieder verblüfft, wie genau sie alle Sternenbilder kannte und erklären konnte. Dabei schöpfte sie wohl Kraft und fand die Ruhe, die sie im Alltag einfach nicht hatte.

Während ihrer Zeit als Arbeits- und Sozialministerin absolvierte Regine Hildebrandt neben der Arbeit in der Verwaltung und den Kabinettssitzungen in Potsdam unglaublich viele Auftritte in ganz Brandenburg. Ich glaube, sie hatte die höchste Kilometerleistung von uns allen. Ich habe mich oft gefragt, wie sie das alles geschafft hat. Wahrscheinlich hatten wir deshalb alle im Kabinett das Gefühl, sie sei unverwüstlich. Dann, 1994 im Wahlkampf, blieb ihr während einer Sitzung plötzlich die Stimme weg. Ob das schon Vorboten ihrer Erkrankung waren, weiß ich nicht. Jedenfalls wirkte sie auf mich da das erste Mal verletzlich. Zwei Jahre später erkrankte sie an Brustkrebs.

Bereits eine Woche nach ihrer Operation saß ich mit Regine im Krankenhaus zusammen, um den bevorstehenden Staatssekretärswechsel und die Angriffe gegen sie seitens der Opposition zu diskutieren. In der Klinik empfing mich nicht etwa eine leidende Frau im Jogginganzug, sondern eine kämpferische Regine Hildebrandt in ihrer so typischen weißen Stehkragenbluse und einem Karo-Blazer. Aufrecht und aufrichtig – wie immer. Und schon zwei Stunden nach ihrer Entlassung aus dem Krankenhaus gab sie bereits wieder eine Pressekonferenz in Potsdam anlässlich der Verabschiedung ihrer beiden Staatssekretäre.

Wir dachten alle, dass sie den Krebs ebenso in den Griff bekommen würde wie alles in ihrem Leben. Sie war wie immer diszipliniert, machte einige Naturheilbehandlungen, trank spezielle Tees und war nach außen hin ganz die Alte.

Im Nachhinein denke ich, dass sie mehr gelitten hat, als sie zugegeben hat. Plötzlich passierten ihr auch Dinge, die so gar nicht zu ihr passten. Mal rutschte sie in der Badewanne eines Hotelzimmers aus und brach sich etwas, mal versäumte sie einen Zug. Ich vermutete dahinter eine Belastung durch ihr Krebsleiden. Wenn ich sie sah, bemerkte ich, wie sie schwächer wurde. Schon seit 1995 musste sie sich gegen den Vorwurf der Veruntreuung von Haushaltsgeldern zur Wehr setzen. Vier Jahre zog sich dieser Prozess insgesamt hin – und endete 1999 mit einem Freispruch erster Klasse für Regine Hildebrandt. Ich habe selten von mir aus mit ihr über die Krankheit gesprochen, vermutlich war das auch ein bisschen Feigheit. Ich weiß aber, dass sie zutiefst davon überzeugt war, dass eine Ursache ihres Krebsleidens die ungerechten, ja teilweise bösartigen Angriffe auf ihre Person waren.

Lieber Bruder Stolpe,

wieder haben Sie ein weiteres Lebensjahr vollendet, und wir möchten mit Ihnen Gott danken dafür, dass er Sie auch dieses Jahr hindurch getragen hat. Erst durch den gemein-

samen Auftritt mit Ihrer Frau bei Sandra Maischberger wussten wir, durch welche Tiefen Sie geführt wurden. Sie hatten mich ja anlässlich der Beerdigung von Christa Lewek wissen lassen, dass Sie sich gerade einer Chemotherapie unterziehen mussten, dass aber dies schon die zweite war, wussten wir nicht. Sie haben ja auch dargetan, dass Sie die erste Attacke nur mit sich ausgemacht hatten. Und dazu haben Sie noch die Maut durchgezogen! Das ist schon bewundernswert!

...

Nach diesen wenigen wichtigen Bemerkungen möchte ich nun endlich zum Hauptzweck meines Schreibens zurückkehren: Lieber Bruder Stolpe, meine Frau und ich wünschen und erbitten Ihnen und auch Ihrer Frau für das neue Lebensjahr viel Kraft und Durchhaltevermögen und dazu die positive Grundhaltung, die immer wieder aus Ihnen spricht und andere Menschen – wie man bei Maischberger erleben konnte – ermutigen kann. Dass diese Grundhaltung aus Glaubenszuversicht erwächst, wissen wir, die wir Sie kennen, sehr wohl. Seien Sie Gott befohlen und herzlich gegrüßt, auch im Namen meiner Frau, von

Ihrem Günter Krusche
(Generalsuperintendent i.R.)

Angst und Krisen

Mai 1959, Kreiskrankenhaus Jena

»*Der gestrige Abend war fröhlich. Gemeinsam mit meinen Kommilitonen hatten wir eine Abschiedsparty von unserem Studienjahrgang gefeiert. Ingrid wollte nicht mitkommen und ist an diesem Abend zu Hause geblieben. Als ich heute zu ihren Eltern in die Wohnung kam, guckte mich ihre Mutter ungewöhnlich ernst an. Ich erfuhr, dass sie gestern Abend ins Krankenhaus gekommen sei, es ihr aber schon wieder besser ginge. Was genau passiert war, ließ ihre Mutter offen. Ich fuhr gleich zu ihr ins Krankenhaus. Dort liegt sie in einem Sechs-Bett-Zimmer ganz hinten am Fenster. Etwas blass und matt zwar, aber schon wieder relativ munter. Sie erzählt kurz, dass sie versucht hatte, sich gestern Abend mit Schlaftabletten umzubringen. Ich bin bestürzt, aber in erster Linie froh, dass sie lebt.*«

Über die eigentlichen Gründe für den Selbstmordversuch hat das Paar auch später nie richtig gesprochen. Manfred

Stolpe fühlte sich mitschuldig. Er hatte das Gefühl, dass dieser Abend, an dem er fröhlich mit seinen Kommilitonen und eben auch Kommilitoninnen ausging, für Ingrid eine Bestätigung war, dass er eben doch ein furchtbarer Hallodri sei. Sie steckte zudem in einem schweren Gefühlskonflikt zwischen der Liebe zu Manfred – und einem persischen Zahnmediziner:

In der Mensa des Münchner Kolping-Hauses stand er plötzlich vor mir: schwarze Haare, tiefbraune Augen und ein umwerfendes Lächeln. Hossein, Zahnmedizinstudent und Halbperser. Er sprach fließend Deutsch, war intelligent und fröhlich. Meine Freundin und ich waren im Sommer 1957 auf der Durchreise nach Mittenwald und wollten eigentlich nur einen Tag in München bleiben. Durch Hossein muss irgendeine Schaltstelle der Vernunft in meinem Hirn kurzfristig lahmgelegt worden sein. Jedenfalls ließ ich meine Freundin nach Mittenwald fahren – und blieb in München. Hossein zeigte mir die Stadt, wir gingen im Englischen Garten spazieren und aßen Eis am Marienplatz. Ich war hin und weg von diesem Mann. Ihm ging es wohl ähnlich, jedenfalls sank er am Nachmittag vor mir auf die Knie und bat mich zu bleiben. Am nächsten Tag kehrte glücklicherweise mein Verstand zurück. Hals über Kopf verließ ich München, um doch noch zu meiner Freundin in die Alpen zu fahren. Der Abschied war kurz, aber versöhnlich.
Zwei Jahre lang haben wir uns daraufhin seitenlange

Briefe geschrieben. Manchmal rief er sogar an, was bei den Leitungen nicht einfach war, außerdem musste man alle Gespräche umständlich anmelden. Treffen konnten wir uns nicht. Ich hatte als Studentin keine Gelegenheit mehr, in den Westen zu reisen, und er durfte nicht in die DDR kommen.

Ich war schwer verliebt in diesen Mann, obwohl ich ihn nicht einmal 48 Stunden meines Lebens gesehen habe. Ihm muss es ähnlich gegangen sein. Ich bin während der ganzen Zeit nicht auf einen Ball oder eine Tanzveranstaltung gegangen, weil mir das schon als Untreue vorgekommen wäre. Für meinen Winterurlaub im Harz, in dem ich Manfred kennenlernen sollte, schickte er mir einen großen Kasten mit türkischem Honig. Mir als Naschkatze hätte er keine größere Freude machen können. Als Manfred dann ins Spiel kam und es so eindeutig ernst mit mir meinte, fiel ich plötzlich in ein großes Loch aus Unsicherheit und Angst. Angst, vielleicht einen großen Fehler zu machen, wenn ich mich gegen Hossein und für Manfred entscheiden sollte.

Als Manfred dann an einem Abend im Mai 1959 mit seinen Kommilitonen feiern ging, war ich noch verzweifelter als sonst. Ich wusste überhaupt nicht mehr, woran ich war. Meiner Mutter war meine depressive Stimmung wohl schon aufgefallen, jedenfalls fragte sie, ob mit mir etwas los sei. Doch mit meinen Eltern konnte ich nicht darüber reden. Ich schlich in ihr Schlafzimmer und nahm das Röhrchen mit Schlaftabletten vom Nachttisch meiner Mutter.

In meinem Zimmer habe ich sie alle geschluckt, danach weiß ich nichts mehr. Irgendwann bin ich in einem Klinikzimmer wieder aufgewacht. Meine Eltern hatten mich schnell gefunden und ins Krankenhaus bringen lassen, wo mir der Magen ausgepumpt wurde. Ich lag in einem Sechs-Bett-Zimmer und war weder unglücklich noch froh, dem Tod von der Schippe gesprungen zu sein. Manfred kam am nächsten Morgen, geredet haben wir über diesen Zwischenfall eigentlich nie. Wenige Tage später fuhren wir nach Greifswald ans Meer, das war wie eine kleine Therapie. Für meinen Vater muss mein Selbstmordversuch sehr schlimm gewesen sein, er ist über Nacht grau geworden.

*

Es sollte nicht das einzige Mal sein, dass Ingrid Stolpe an Selbstmord denkt. Jahrzehnte später holt sie der Gedanke wieder ein, ihrem Leben aus lauter Verzweiflung ein Ende zu setzen. Es war die Zeit, als ihr Mann ins Visier der Medien geraten war. Als »IM Sekretär« sei er zu DDR-Zeiten inoffizieller Mitarbeiter der Staatssicherheit gewesen, so lautete der Vorwurf an Manfred Stolpe. Obwohl er diese Vorwürfe vor einem Untersuchungsausschuss des Landtages und vor Gericht ausräumen konnte, blieben sie hartnäckig an ihm kleben. Die Stasi-Vorwürfe waren eine schwere Belastung für das Paar:

Zu Beginn der 1990er Jahre wurde ich von verschiedenen Verlagen angesprochen, ich solle doch einfach mal aufschreiben, was ich zu DDR-Zeiten erlebt hatte, wie ich mir den Neuanfang vorstellte und welche Hoffnungen ich in Bezug auf das neue, wiedervereinte Deutschland hatte. Mit Hilfe eines Journalisten, den ich lange kannte und dem ich vertraute, entstand so das Buch »Schwieriger Aufbruch«, das 1992 auf den Markt kam.

Ich habe in diesem Buch natürlich auch über die verschiedenen Verhandlungen mit den Staatsorganen gesprochen. Ich habe dargestellt, dass es nichts genützt hatte, nur mit den Ministerien zu reden, sondern dass man oft bis an die Parteispitze heran musste, um etwas zu erreichen. Besonders in eiligen Fällen hatte ich deswegen auch mit den Leuten von der Staatssicherheit geredet.

Der *Spiegel* bekam Wind von diesem Buch und wollte gerne einen exklusiven Vorabdruck bringen. Unser Pressechef riet mir zu und sagte, dass das eigentlich nur nützlich sein könne. Am Ende verwendete der *Spiegel* nur das Kapitel über die Stasi. Das wäre an sich gar kein Problem gewesen, wenn sie das ganze Kapitel im Zusammenhang gebracht hätten. Aber das hätte wohl zu wenig Auflage gebracht. Und so spitzte man das Ganze zu, und heraus kam die Meldung: »Stolpe gesteht, mit der Stasi zusammengearbeitet zu haben.« Das war das Einzige, was später in den Köpfen von der ganzen – sehr differenzierten – Geschichte übrigblieb.

Die Veröffentlichung trat eine wahre Lawine los. Alles, was in der Folgezeit kam, lief nur unter einer Devise: Die Jagd hat begonnen.

Es dauerte nicht lange, bis auch in meinen Akten gekramt wurde. Dort fand sich dann der ominöse Eintrag: »Stolpe ist IM Sekretär.« Ich wusste, dass das nicht stimmte. Doch da die Aktengläubigkeit in Deutschland groß ist, bekam ich sofort einen Stempel verpasst. »Spiegel TV« zog ein Jahr später noch einmal mit einem großen Fernsehbericht nach, in dem ich als »Stasi-Spitzel« und »dreister IM« bezeichnet wurde. Es hat fast drei Jahre gedauert, bis ich davon freigesprochen wurde. Diese Zeit war unendlich mühsam für mich.

Es gab damals keinen öffentlichen Auftritt von mir, bei dem ich nicht von Kameras belauert und mit Fragen in eine einzige Richtung regelrecht attackiert wurde. Je unerfahrener die Journalisten waren, umso dümmlicher waren oft auch ihre Fragen: »Was gab's denn bei der Stasi zu essen, was haben Sie getrunken und was hat man Ihnen dafür bezahlt?« Es war wirklich wie im Gruselland. Da ich wusste, dass das alles nicht stimmte, hoffte ich, dass sich die Wahrheit irgendwann von alleine durchsetzen würde. Diesen naiven Glauben habe ich heute nicht mehr.

Das Stasi-Thema war morgens beim Aufwachen präsent, und abends nahm ich es mit ins Bett. Meiner Frau hatte ich früher manchen Ärger, den ich im Beruf hatte, erspart. Ich wollte nicht alles zu Hause erzählen und schon gar nicht lamentieren, da ich wusste, dass sie ihren Kopf schon voll genug mit den Problemen ihrer Patienten hatte. Dieses Problem aber konnte ich gar nicht von ihr fernhalten, da es uns morgens aus jeder Zeitung ansprang und in den Nachrichten zum Dauerthema wurde. Das Ganze hatte wirklich etwas von einer Hexenjagd.

Im Frühjahr 1992 wurde ein Untersuchungsausschuss einberufen, der prüfen sollte, ob ich als Ministerpräsident des Landes Brandenburg überhaupt noch tragbar sei. Die Sache zog sich zwei Jahre lang hin, fast jede Woche gab es eine Sitzung oder Zeugenbefragungen. Hohe Politiker und Kirchenvertreter waren dazu eingeladen. Auch ich musste mehrfach vor dem Ausschuss aussagen. Die Probleme im Land liefen in dieser Zeit aber natürlich weiter und mussten auch irgendwie gelöst werden. Ein fast unmenschlicher Spagat.

Im Juni 1994 legte der Ausschuss seinen Abschlussbericht vor; er war mehrheitlich zu dem Schluss gekommen, dass ich als Konsistorialpräsident nicht schuldhaft mit der Stasi gekungelt hatte. Bei meinen teilweise konspirativen Kontakten mit Vertretern der Staatssicherheit hätte ich keine der Kirche schadenden Positionen vertreten.

Ich erinnere mich noch gut an die ausführliche Debatte, die der Abschlussbericht im Landtag auslöste. Das war am 16. Juni 1994. Ich hatte Gelegenheit, noch einmal ausführlich auf die Rolle der Kirche in der DDR-Gesellschaft und meine eigene schwierige Mission während der vergangenen drei Jahrzehnte einzugehen: Einzig die von der SED verfolgten und gebeutelten Kirchen hatten sich dem demokratischen Zentralismus entgegengestellt und sich zum Anwalt der entmündigten Bürger in der DDR gemacht. Sie hatten den Freiraum für kritische Gruppen geschaffen, aus denen sich in den 1980er Jahren die immer stärker werdende Opposition entwickelte. Die Aufgabe der Kirche war es gewesen, Menschen zu unterstützen, die sich hilfe- und schutzsuchend an sie gewandt hatten. Um etwas in deren Sinne zu bewegen, war es nötig gewesen, immer wieder das Gespräch mit den Herrschenden zu suchen, auch mit der Staatssicherheit. Ich respektierte Kritiker, die mit den Feinden der Freiheit nicht verhandeln wollten, nahm aber für mich das Recht in Anspruch, mein Verständnis von Verantwortung zu leben. Während meiner Rede betonte ich auch, die wichtigste Lehre aus dem Untersuchungsausschuss sei, dass die Bewertung des Handelns während der vierzig Jahre DDR nicht vom Ende her erfolgen dürfe, sondern nur aus den Gegebenheiten der jeweiligen Zeit heraus. Die Chance, den SED-Staat zu überwinden und Deutschland wiederzuvereinen, war unerwartet gekommen. Vorher hatten wir mit einer andern Perspektive leben müssen.

Aber das Jagdfieber war so groß, dass sich auch viele Trittbrettfahrer in dieser Zeit aufmachten, um im Sumpf zu wühlen und neue böse Dinge über mich ans Tageslicht zu bringen, teilweise sogar mit eindeutig kriminellen Methoden. Ein Archivar meiner alten Universität in Jena wurde von Journalisten gebeten, doch einmal in den Akten zu stöbern, um etwas Belastendes über mich zu finden. Als er nichts Passendes entdeckte, fälschte er auf altem DDR-Papier einfach Äußerungen über mich. Er wurde dafür zwar bestraft, der Presse war diese Geschichte allerdings nicht mehr als eine winzige Meldung wert.

Wenig später reichte die Stasi nicht mehr aus, jetzt musste auch noch eine braune Vergangenheit her: Plötzlich tauchten Berichte auf, nach denen ich zwei Jahre lang auf einer Eliteschule der Nazis, abgekürzt Napola, im Bad Polzin, dem heutigen polnischen Polczyn Zdroj, gewesen sein soll. Das hatte sich die Presse aus der Tatsache zusammengereimt, dass ich während der Kriegszeit einen Teil meiner Kindheit bei meinem Großvater in einem Dorf in der Nähe von Bad Polzin verbracht hatte. Nach einem anderen Bericht sollte ich zudem eine Zeitlang in Moskau zu einem Spezialstudium in Sachen Geheimdienst gewesen sein. Diese Angaben konnte ich anhand von Jahreszahlen leicht entkräften.

*

Natürlich ließen Ingrid Stolpe die massiven Angriffe auf ihren Mann nicht kalt. Sie versuchte selbst, sich gegen die Verleumdungen zur Wehr zu setzten, erlebte dabei Enttäuschungen, aber auch die Solidarität von Menschen, von denen sie es gar nicht erwartet hätte:

Hexenjagd ist ein passender Ausdruck für das, was uns in dieser Zeit passiert ist. Ich dachte immer nur, es kann doch nicht sein, dass man so beschimpft wird und dass die Menschen alles glauben, was die Zeitungen schreiben. Irgendwo muss es doch ein Anrecht auf ein bisschen Menschenwürde geben. Ich war immer der Meinung, dass man gegen diese ganzen Veröffentlichungen von Unwahrheiten klagen müsste. Diverse Juristen sagten uns damals allerdings, dass auf diesem Wege nichts zu machen sei. Heute wissen wir es besser.

Wenn ich das Radio anschaltete, hörte ich häufig den damaligen Stasi-Beauftragten Joachim Gauck, der von meinem Mann so viel zu erzählen wusste, dass ich dachte: Der tut so, als ob er ihn besser kennen würde als ich. Ich war wirklich fertig in dieser Zeit, musste den ganzen Trubel mit der Praxis bewältigen und dachte oft über meine Schulden nach. Einmal kam mir sogar der Gedanke, einfach auszuwandern. Nach Israel wollte ich gehen, Hauptsache, ganz weit weg. Zu dieser Zeit war ich extrem instabil, und mein Mann, der ja selbst so attackiert wurde, musste auch mich noch aufrichten.

Unterstützung erhielt ich von meinen Patienten, die mir Eier und Äpfel zur Stärkung für meinen Mann mitbrachten: Eines Tages erschien sogar Wolfgang Joop in der Praxis, seine Eltern waren Patienten bei mir. Er brachte zwar keine Äpfel, aber eine wunderschöne Reisetasche aus seiner Kollektion und meinte zu mir sinngemäß: »Sagen

Sie Ihrem Mann, dass er durchhalten soll. Ich glaube an ihn.«

Ich bin später auch auf eigene Faust aktiv geworden, weil ich die ganzen Anfeindungen einfach nicht mehr ertragen konnte und die Anschuldigungen nicht auf uns sitzen lassen wollte. Und dabei stieß ich schnell an Grenzen, selbst bei der Kirche. Ich fuhr ins Kirchenamt der EKD in die Auguststraße, weil ich der Meinung war, dass die Gespräche, die dort geführt worden waren, von der Stasi abgehört worden sein mussten. Es stellte sich tatsächlich heraus, dass in dem holzgetäfelten Sitzungsraum eine Abhöranlage installiert gewesen war. Man hatte sie allerdings längst wieder ausgebaut. Ich verlangte, dass man weitere Nachforschungen anstellte, stieß aber auf Granit. Das sei zu teuer, und außerdem wisse keiner, wo die Abhöranlage hingekommen sei. Ich hätte mich damals nicht abwimmeln lassen, sondern notfalls auf eigene Kosten das Ganze weiterverfolgen sollen.

Eines Tages fuhr ich zu einem renommierten Anwalt, der Erfahrung in solchen Fällen hatte. Der Mann empfing mich mit den Worten, dass er zwar gerade einen ähnlichen Prozess gewonnen, sich sein Mandant aber das Leben genommen habe. Das war nicht der Hoffnungsschimmer, den ich mir erwartet hatte. Als ich zurück nach Potsdam fuhr, hörte ich im Radio wieder Joachim Gauck sprechen. Ich habe in diesem Moment wirklich ernsthaft überlegt, einfach gegen einen Baum zu fahren. Ich hatte einfach keine Hoffnung mehr und keine Ahnung, wie es weitergehen sollte. Zum Glück habe ich es nicht getan. Der Anwalt hat meinen Mann später im Untersuchungsausschuss vertreten und dort seine Sache sehr gut gemacht.

Ich musste in dieser Zeit eine Menge aushalten. Gut in Erinnerung ist mir noch der Ausspruch des damaligen SPD-Bundesvorsitzenden Hans-Jochen Vogel, dem ich mich in meiner Not anvertraut hatte. Er sagte nur ganz nüchtern: »Greta Wehner musste auch so viel aushalten, da müssen Sie jetzt durch.« Wenig tröstliche Worte, die mich zusätzlich herunterzogen, auch wenn sie hilfreich gemeint waren. Als besonders verachtend und geradezu bösartig habe ich den Auftritt einer Westberliner Politikerin bei einem ADAC-Ball in Berlin erlebt. Sie bedachte das Erscheinen meines Mannes mit lautem Pfeifen. Selbst ihr Parteikollege Eberhard Diepgen, der damals Regierender Bürgermeister von Berlin war, hat sie dafür gerüffelt.

Irgendwann traten dann auch noch die Trittbrettfahrer auf den Plan. Eines Tages rief mich ein Mann in der Praxis an und sagte, er habe zusätzliches belastendes Material gegen meinen Mann. Als ob er nicht schon genug belastet gewesen wäre. Das Material wolle er uns verkaufen, sonst würde er es ans Fernsehen geben. Ich ließ mich zum Schein auf das Angebot ein und harrte dann den ganzen Tag zusammen mit Brandenburgs Innenminister Alwin Ziel in meiner Praxis aus. Gekommen ist allerdings niemand.

Nachdem sich im Untersuchungsausschuss die Vorwürfe

als haltlos erwiesen hatten, errangen wir 2005 und 2007 noch einmal späte Siege. Das Bundesverfassungsgericht entschied, dass mein Mann nicht mehr als IM oder Stasi-Spitzel bezeichnet werden dürfe. Trotzdem habe ich auch heute noch das Gefühl, dass viele Menschen mit dem Namen Stolpe automatisch das Wort Stasi verbinden. Das geht aus den Köpfen auch nicht mehr heraus. Und das ist mehr als ungerecht, weil sich mein Mann während seiner Kirchenzeit ständig uneigennützig für andere aufgerieben hat. Ich selbst habe nie im Leben an seiner Wahrhaftigkeit gezweifelt.

*

Gegenüber solchen existentiellen Belastungen wie dem frühen Suizidversuch von Ingrid Stolpe und der späteren jahrelangen Auseinandersetzungen um die Stasi-Kontakte ihres Mannes traten die kleinen Sorgen und Probleme des Alltags in den Hintergrund. Doch in einer fünf Jahrzehnte währenden Partnerschaft bleiben Meinungsverschiedenheiten und Konflikte nicht aus. Ingrid und Manfred Stolpe lassen sie bei einem Zwiegespräch in ihrem Urlaubshotel auf der Insel Fuerteventura Revue passieren:

Ingrid Stolpe: »So ganz große, grausige Beziehungskrisen gab es bei uns eigentlich nicht.«

Manfred Stolpe: »Dafür aber viele kleine Streitigkeiten, ohne die das Leben ja sterbenslangweilig wäre. Ein Hauptthema ist, dass ich mich falsch anziehe und mir zu wenig neue Kleidung kaufe. Du fragst oft, ob ich zum Kohlenschippen gehen will.«

Sie: »Das stimmt ja auch, und es wird mit dem Alter immer schlimmer.«

Er: »Ich wurde auch so erzogen. Ich bin ein absoluter Einkaufsmuffel, wenn es um meine Belange geht. Bis weit in meine Studentenzeit hat mein Vater für mich eingekauft. Er hat meine Krawatten für mich ausgesucht, später hast du das übernommen. Ich habe in meinem ganzen Leben ein einziges Mal aus lauter Langeweile selbst eine Krawatte gekauft, als ich darauf warten musste, dass mein Auto aus der Werkstatt kommt. Da ich nie etwas wegwerfe, habe ich inzwischen 45 Krawatten.«

Sie: »Die du schon ewig einmal ausmisten wolltest!«

Er: »Inzwischen bin ich immerhin ein erfahrener Einkaufsberater für dich. Ich komme mir immer vor wie ein sehr braver Hund, der zwar nicht draußen angebunden wird, sondern mit ins Geschäft, aber bloß nicht das Gesicht verziehen darf.«

Sie: »Und bloß nicht im Weg stehen sollte, wenn ich etwas probiere.«

Er: »Und wenn ich dann ganz besonderes Glück habe, werde ich aus meiner Ecke hervorgeholt und darf auch mal Rat geben. Du fragst mich dann immer ›Kann man das tragen?‹ Und ich weiß, das Schlimmste wäre in diesem Fall zu sagen, dass man das nicht tragen kann.«

Sie: »Eigentlich entscheide ich ja sowieso vorher schon in der Umkleidekabine ohne dich.«

Er: »Ich bin also nur der Zweitgutachter. Wir haben das ja gestern gerade noch einmal bei einem Ausflug nach Lanzarote schön trainiert. Leider hast du nichts gefunden. Italien war da immer ein weitaus gefährlicheres Pflaster.«

Sie: »Schwer krisenverdächtig waren eigentlich alle unsere Weihnachtsfeste.«

Er: »Um nicht zu sagen: hochdramatisch. Das ging bis dahin, dass wir einige Male das ganze Fest abblasen wollten.«

Sie: »Und schuld dran war meist der Weihnachtsbaum, der aus dem Kirchenforst kam. Leider haben die sich bei der Bemessung der Tanne immer an einer luftigen Kirche orientiert und nicht an unserer normalen bescheidenen Deckenhöhe.«

Er: »Der Förster wollte uns nur etwas Gutes tun, weil ich politisch für den Erhalt der Kirchenforste gekämpft habe. Aus Dankbarkeit habe ich dafür jedes Jahr einen mindestens drei Meter hohen Baum bekommen.«

Sie: »Den mussten wir dann immer stutzen, bis eine unförmige dicke Tanne übrigblieb. Das Beste vom Baum war jedenfalls immer weg.«

Er: »Dafür hatten wir aber viel Tanne übrig, um Gräber und Rosen abzudecken. Außerdem hast du ja wirklich aus jedem noch so hässlichen Baum etwas gemacht und ihn immer so schön geschmückt.«

Sie: »Vor einigen Jahren ist der Baum dann auch noch in Brand geraten. Ich stand in der Küche, und du hast nur ganz gefasst gerufen: ›Hast du mal Wasser?‹ Auf meine Rückfrage, wozu du denn Wasser bräuchtest, sagtest du ebenso gelassen: ›Na, der Baum brennt.‹«

Er: »Ich wollte nicht weg vom Baum, das zeichnet eben einen guten Retter aus.«

Sie: »Seit die Enkel auf der Welt sind, haben wir jedenfalls elektrische Kerzen. So etwas kann jetzt nicht mehr passieren. Also, darüber können wir uns leider nicht mehr streiten.«

Er: »Erschwerend zum Baumproblem kam immer noch der jährliche Hase hinzu. Der Förster meinte es meist besonders gut mit uns und überreichte mit dem stolzen Baum auch noch einen toten Hasen. Nach bester Waidmannsart frisch erlegt, mit Fell und allem Drum und Dran.«

Sie: »Stimmt, ich nahm das Tier mit Todesverachtung entgegen und hängte es erst mal auf den Balkon. Ich weiß noch genau, dass Katrin den Hasen einmal genauer betrachte und sagte: ›Mama, der hat ja Nasenbluten.‹ Da keiner von uns den Hasen essen mochte, haben wir ihn eigentlich immer verschenkt.«

Er: »Ich esse sowieso seit der Nachkriegszeit überhaupt keine Hasen oder Kaninchen. Wir lebten damals in sehr beengten Verhältnissen und hatten auf unserem Balkon einen Kaninchenstall. Die Tiere waren unsere Spielgefährten. Man konnte sie rausholen und in der Wohnung hopsen lassen, das Futter haben wir selber unter schwersten Bedingungen irgendwo an Bahndämmen organisiert. Irgendwann wurden die Tiere dann geschlachtet, und ich war mehr als einmal bei dieser grausigen Prozedur dabei. Man nimmt das Tier dabei an den Ohren hoch, was es kennt und in der Regel für ein fröhliches Ereignis hält. Dann wird es mit einem Schlag durch einen Hammerstiel betäubt und ...«

Sie: »... jetzt hör bitte auf, ich kann das nicht ertragen, und von der Kriegszeit will ich jetzt auch nichts hören.«

Er: »Jedenfalls konnte ich natürlich nichts von dem Tier essen. Ich fühlte mich wie ein Kannibale, der einen seiner Angehörigen vertilgen sollte. Irgendwie habe ich mich immer um diese Braten herumgemogelt. Da ich sowieso ein schlechter Esser war, fiel das nicht weiter auf, und ich hielt mich schadlos an den Kartoffeln.«

Sie: »Ein weiteres Streitthema bei uns ist der Krieg, von dem du so gerne erzählst. Wenn die Deutschen eine Weile zusammensitzen, kommen sie wohl immer irgendwann darauf zu sprechen.«

Er: »Na ja, ich habe diese Zeit eben wachen Auges erlebt.«

Sie: »Ich habe den Krieg ja genauso wie du erlebt und auch die Bombenangriffe, und trotzdem rede ich nicht dauernd darüber. Feuerwerk beispielsweise finde ich bis heute ganz schrecklich, weil mich das Pfeifen, Knallen und die grellen Blitze eben an jene Bombennächte in Jena erinnern.«

Er: »Das geht uns aber beiden so, ich mag auch kein Feuerwerk und ziehe mich immer ein wenig zurück. Aber wir wollten ja nicht über Gemeinsamkeiten sprechen, sondern über die Streitthemen.«

Sie: »Pass auf, jetzt kommt die Eifersucht. Na ja, eifersüchtig ist man nur am Anfang einer Beziehung, jetzt stehe ich ja über den Dingen.«

Er: »Wirklich wahr?«

Sie: »Na ja ... Ich erinnere mich jedenfalls an eine große Enttäuschung. 1975 hatte ich einen akuten Rheumaschub. Ich konnte nicht mehr laufen, hatte Probleme, irgendetwas anzufassen, und sehr starke Schmerzen. Ich bekam Kortison und wurde manisch-depressiv davon. Morgens war ich tieftraurig, und abends hätte ich die Welt umarmen können. Du bist genau in dieser Zeit mit der Kirche zu einem Betriebsausflug nach Budapest gefahren und hast gar nicht gemerkt, wie schlecht es mir geht.«

Er: »Ich habe dich meines Erachtens damals gefragt, ob ich fahren kann. Heute weiß ich aber, dass dein ›Ja, mach das‹ ungefähr einem ›Du bist wohl verrückt geworden‹ gleichkam. Damals war mir das noch nicht so klar.«

Sie: »Ich war jedenfalls entsetzt und hätte dich niemals in so einer Situation allein gelassen. Ich hatte sogar Suizid-Gedanken. Dann kam aber unsere Nachbarin von nebenan und hat mich mir ihrer selbstgebackenen Pizza wieder von diesen Gedanken abgebracht.«

Er: »Und dann war da diese Party mit Anwälten am

Teupitzsee in Schwerin Anfang der 1970er Jahre. Da warst du wohl gar nicht mit mir zufrieden. Bis auf den heutigen Tag weiß ich nicht genau, was da eigentlich los war. Jedenfalls bist du in einer Nacht-und-Nebel-Aktion einfach abgehauen.«

Sie: »Da hatte ich den Eindruck, dass du dich zu sehr um Helga Vogel kümmerst. Und ich dachte: Na, nun wird's ja wohl verrückt. Jedenfalls bin ich voller Wut nachts, als alle schliefen, ins Auto gestiegen und nach Hause gefahren.«

Er: »Ich war am nächsten Morgen natürlich in großer Sorge, habe dich gesucht und bin dann mit einer Bekannten zurück nach Hause gefahren. Da warst du dann ja auch zum Glück.«

Sie: »Die hatten sogar Spiegel an der Decke, das machte mein böses Bild dann rund.«

Er: »Später hast du dich sogar mal auf einer Silvesterfeier von mir getrennt.«

Sie: »Das weiß ich nun gar nicht.«

Er: »Es war in Potsdam im Alten Rathaus, ich rannte los und du bliebst wieder irgendwo stehen. Da warst du so verbittert, dass wir noch weit vor Mitternacht die Veranstaltung verlassen haben.«

Sie: »Das ist ja genau das Problem bei öffentlichen Veranstaltungen, die wir zusammen besucht haben. Alle drängeln, die Kameraleute und Journalisten stürzen nach vorne – und ich fand mich oft ganz hinten wieder. So war das auch beim Wiener Opernball. Du warst schon nach oben geprescht, ich stand mit einem FDP-Mann unten an der Treppe. Der ärmelte mich dann auf der einen Seite unter, ›Einzi‹, die Witwe von Robert Stolz, auf der anderen Seite, und brachte uns nach oben. Ohne ihn würde ich wahrscheinlich heute noch da unten stehen. Ich habe mir immer gewünscht, dass du dich auf fremdem Terrain mehr um mich kümmerst. Oft bin ich nur dadurch nicht verlorengegangen, weil mich irgendwann der Protokollchef vermisste.«

Er: »Das ist ein durchaus übliches Problem bei Politiker-Ehepaaren.«

Sie: »Nicht bei allen. Der Bush ist doch auch immer händchenhaltend mit seiner Frau Laura aufgetreten und hat sie regelrecht hinter sich her gezogen. Und der Schröder hat ja seine aktuelle Frau auch immer umkrempelt.«

Er: »Aber die vorletzte war immer unglücklich. Bei einer Konferenz der Ministerpräsidenten in München stand sie plötzlich auch ganz hinten.«

Sie: »Dann waren die Biedenkopfs wohl die große Ausnahme. Frau Biedenkopf war immer ganz vorne, und dann kam ihr Mann.«

Er: »Sie hat ihn geführt, das ist vielleicht auch besser so. Jedenfalls habe ich von dir nach offiziellen Veranstaltungen oft gehört: ›Das war das letzte Mal, dass ich dabei war.‹ Netterweise hast du viele letzte Male durchgehalten. Und jetzt muss ich ja beruflich nicht mehr nach vorne drängen.«

Sie: »Aber du drängst automatisch nach vorne, das

merkst du nur nicht. Ich glaube, das Rotlicht lässt euch in eine andere Rolle schlüpfen. Ich erinnere mich noch an einen äußerst wortkargen, unnahbaren Helmut Schmidt, der dann plötzlich bei seinem Auftritt in der Nikolaikirche von der Kanzel eine flammende, engagierte, emotionale Rede hielt. Der Mann war wie ausgewechselt. Seitdem bin ich mir sicher, das muss etwas mit dem Rotlicht zu tun haben.«

Er: »Eigentlich bin ich ja mehr ein zurückhaltender Typ, aber wenn ich gefordert bin, kann ich ja nicht unter den Tisch kriechen.«

Sie: »Du bist übrigens auch nicht frei von Eifersucht.«

Er: »Mir ist durchaus bewusst, dass ich eine immer noch sehr attraktive Frau habe, die auch von anderen Männern sehr wohlwollend gemustert wird. Vor einigen Jahren hat dich im tschechischen Kurort Piestany, den du meistens alleine besucht hast, einmal ein österreichischer Baron heftig umgarnt. Da dachte ich mir, dass ich zukünftig den Kurschatten selbst geben sollte. Es war immer ganz gut, bei der Anreise da zu sein, um klarzustellen, dass die Dame durchaus gebunden ist, und dann in der Schlussphase wieder aufzutauchen. Ich habe ein tiefes Grundvertrauen in dich, aber auch eine gewisse Grundwachsamkeit.«

Sie: »Affären hat es bei uns beiden dennoch nie gegeben. Für mich kam das auch gar nicht in Frage.«

Er: »Ich bin auch noch zusätzlich geprägt durch die Schockerfahrung mit deinem Selbstmordversuch, der meine

Bindung zu dir noch deutlich intensiviert hat. Dieses Gefühl hält bis heute an. Natürlich gab es Frauen, die nicht nur gut aussahen, sondern es mir auch sehr leicht gemacht haben.«

Sie: »Wir sind uns ja auch nie auf den Geist gegangen und hatten uns in der wenigen freien Zeit immer viel zu erzählen.«

Er: »Und ich muss wirklich sagen, dass ich nie eine Frau getroffen habe, bei der ich gedacht hätte, sie sei die richtigere Beziehung und ich müsste mich jetzt von meiner doch gelegentlich etwas eigenwilligen Dame trennen. Der Gedanke an einen Absprung ist mir nie gekommen.«

Alter

Dezember 2008,
zu Hause in Potsdam

»*Zu Hause laufe ich oben ohne herum. Die Haare habe ich gleich nach dem ersten Chemotherapiezyklus verloren. Meine Friseurin versuchte, meine normalerweise babyweichen schulterlangen Haare nach dem Waschen durchzukämmen. Sie waren viel störrischer als sonst, ein echtes Filzkonglomerat. Und plötzlich hatte sie ganze Büschel in der Hand. ›Kurz, bitte‹, entschied ich spontan. Nach den weiteren Chemobehandlungen blieben nur noch ein paar Fusseln auf dem Kopf, die mir eine Schwester in der Klinik abrasiert hat. Routiniert und ziemlich emotionslos. Obwohl ich durch und durch Pragmatikerin bin, hat mich das irritiert. Ich fühlte mich irgendwie nackt und schutzlos.*

Eine Perücke hatte ich mir schon vorher zugelegt, Zweitfrisur heißt das im Fachjargon. Für mich klingt das ironisch, denn eine Erstfrisur als Alternative habe ich ja nicht mehr. Obwohl das Modell schick ist, eine Kurzhaarfrisur mit hellen Strähnchen, kann ich mich an das Ding nicht gewöhnen. Ich trage es nur einmal, als mein Mann und ich zu einem offiziellen Abendessen eingeladen sind, und dann nie wieder. Ich fühle mich wie eine Barbie-Puppe damit, künstlich und aufgedonnert. Einen dünnen Jersey-Turban habe ich auch ausprobiert, aber da kam ich mir vor wie eine Trümmerfrau. Ich habe mich dann für modische Strickmützen entscheiden. Glücklicherweise war ja Winter. Meine Tochter hat mir ein ganz edles Modell von Armani geschenkt.«

Nicht erst die Krebserkrankung bringt Einschränkungen mit sich, zunehmend fordert auch das Alter seinen Tribut. Bei Ingrid Stolpe machte sich schon in jüngeren Jahren Rheuma bemerkbar. Die Folgen des Alterns konnte sie später hautnah bei ihren Eltern miterleben. Dadurch hat sie selbst auch sehr genaue Vorstellungen davon, wie sie älter werden möchte. Sie beschreibt, wie sie mit dem Altern umgeht und wie sich die Beziehung des Paares im Laufe der vielen Jahre verändert und weiterentwickelt hat:

Früher stellte ich mir das künftige Leben in einem Seniorenheim toll vor. Man muss sich um nichts kümmern, lebt wie im Hotel, und wenn man Lust hat, fährt man einfach in den Urlaub. Heute weiß ich, dass ich so lange wie möglich in meiner eigenen Wohnung bleiben möchte. Ein Haus auf einer Ebene wäre toll. Oder noch besser eine barriere-freie Wohnung mit Fahrstuhl und Blick auf die Havel – das wär's. Gerade habe ich mir eine phantastische Wohnung angesehen, in einem alten Getreidespeicher, sehr behutsam umgebaut, modern, aber mit wunderschönen uralten Holz-balken, einem riesigen Balkon mit Blick aufs Wasser und auf ganz Potsdam. Da hätte ich beim Kartoffelschälen den Schiffen zuschauen können.

Einfach noch einmal eine Wohnung ganz neu und modern einrichten, das hätte mir gefallen. Doch diese Rechnung hatte ich ohne meine Familie gemacht. Meine Tochter warnte, dass die Infrastruktur in diesem Teil der Stadt noch schlecht sei. Und mein Mann meinte, ich könne doch nicht meine Tochter samt der Enkel, die ja direkt gegenüber von uns wohnen, im Stich lassen. Als ob ich nach Übersee ziehen wollte …

Da wurde mir zum ersten Mal bewusst, dass ich dieses Gebrauchtwerden selbst generiert hatte und mich dieser Fehler jetzt einholte. Katrin hatte sich zu Schul- und Stu-dentenzeiten um nichts kümmern müssen. Wenn sie gegen Mittag ausgeschlafen hatte und in die Küche schlurfte, stand das Frühstück entweder noch da oder das Mittag-essen schon auf dem Tisch. Sie kann bis heute nicht ko-chen, und sonntags geht es immer mit der ganzen Familie ins Restaurant Mama. Ich wollte ihr schon mal einen Kochkurs schenken. Aber es gibt ja kaum Anfängerkurse, das meiste sind Gourmetkurse für exotisch angehauchte

Männer, die ihre Liebste mit Garnelen an Waldmeisterschaum beeindrucken wollen.

Es war schade um die schöne neue Wohnung, denn unser Haus mit den vielen Treppen empfinde ich gerade von Tag zu Tag anstrengender. Ich überlege mir bei jeder leeren Seltersflasche, ob ich sie gleich in den Keller bringen soll oder mir lieber einen Gang spare. Das war früher nicht so. In diesen Momenten holt mich die Erinnerung an meine Eltern wieder ein. Bei ihnen hatte ich auch das Gefühl, das Altern befällt sie wie ein Schnupfen. Heute war noch alles gut – und morgen ist man plötzlich alt.

Meine Eltern wohnten von 1982 bis 1998 oben in unserem Haus in Potsdam. Diese Zeit war für mich teilweise schlimm. Ich war voll berufstätig, mein Mann sowieso, wir konnten uns nicht rund um die Uhr kümmern. Mein Vater war fit. Aber bei meiner Mutter, die anfangs noch geistig voll da war, ging es mit 85 Jahren bergab. Sie wurde dement, allerdings auf eine ganz fröhliche Art. Was die Sache für uns nicht unbedingt einfacher machte. Wenn ich nach Hause kam, stank es im ganzen Haus nach Essen, weil sie alles hatte anbrennen lassen. Ich hätte manchmal schreien können, wenn ich völlig geschafft von der Praxis in dieses Chaos kam.

Nachts war sie häufig putzmunter und hatte einen ungeheuren Bewegungsdrang, wie viele Demenzkranke. Sie lief stundenlang über unseren Köpfen herum, die Dielen quietschten, und an Schlaf war nicht zu denken. Wenn ich dann morgens völlig gerädert in die Praxis fuhr, schlief sie wie ein Murmeltier. Wütend war ich dennoch nie auf sie, sie konnte ja nicht anders.

Eines Tages rief mein Vater mich mittags in der Praxis an, weil sie so komisch atmete. Sie hatte ein Lungenödem, und ich wies sie sofort ins Krankenhaus ein. Danach ging es auch körperlich bergab, sie wurde inkontinent. Mein Vater und ich waren trotz häuslicher Pflegekräfte völlig überfordert. Wir suchten deshalb schweren Herzens einen Platz für sie in einem Seniorenheim. Mein Vater zog aus Liebe zu ihr ebenfalls dort ein. Meiner Mutter gefiel es dort sehr gut, es gab Beschäftigungsprogramme, sie hatte jetzt plötzlich richtig Unterhaltung – und das jeden Tag. Sie blühte noch einmal voll auf, weil ständig etwas los war und herrlich viele Menschen um sie herum waren. Zum Mittagessen gingen beide in den Speisesaal, das war für sie immer das Highlight des Tages. Doch ein weiteres Lungenödem hat sie nicht überlebt. Für sie war es ein schnelles Ende, am Tag zuvor war sie noch putzmunter gewesen. Natürlich war ich traurig, für sie habe ich es aber als Erlösung angesehen. Schließlich war sie 89 und hatte bis zum Schluss trotz der Demenz ein schönes Leben.

Mein Vater, der im Heim wohnen blieb, litt anfangs sehr unter dem Tod meiner Mutter. Zur Beerdigung ging er vor lauter Kummer nicht mit; er behauptete uns gegenüber einfach, er habe schwere Magenprobleme und könne nicht mit auf den Friedhof. Später lebte auch er noch einmal auf. Er erkundete mit einem anderen Bewohner aus der Seniorenanlage alle Schlossgärten rund um Potsdam, engagierte sich im Heimbeirat und im Seniorenbeirat der Stadt. Eines Tages sah ich ihn sogar in den Nachrichten im regionalen Fernsehen. Doch irgendwann ging es auch mit ihm bergab, er konnte kaum noch laufen und musste im Rollstuhl sitzen.

Sein Urenkel Felix, mit dem ich ihn oft besuchte, war ganz fasziniert von dem Gefährt und hat immer gesagt: »Du musst üben, Uropa, einfach nur üben, dann kannst du auch wieder laufen.« Aber irgendwann wollte mein Vater auch nicht mehr. Er konnte das Heim nicht mehr verlassen, und so habe ich ihm an den Wochenenden und an Feiertagen sein Lieblingsessen gekocht und vorbeigebracht. Ich war eine Art Gourmet-Essen-auf-Rädern-Service. Als ich eines Tages von einer Weihnachtsfeier aus Himmelpfort kam, rief mich die Pflegedienstleiterin des Heims an und sagte, dass mein Vater gerade gestorben sei. Er hatte sich mittags wie üblich zum Schlafen hingelegt – und wachte einfach nicht wieder auf. Ein schöner Tod, falls es überhaupt schöne Tode gibt.

Ich selbst hatte erste Erfahrungen mit körperlichem Eingeschränktsein bereits mit 37 nach einem schweren Rheumaschub gemacht. Seitdem verbringe ich jedes Jahr meinen Urlaub in einem Thermalbad. Anfangs fühlte ich mich ein wenig exotisch unter lauter älteren Leuten. Heute gehöre ich selbst zu den Älteren. Obwohl ich merke, dass mit zunehmendem Alter alles ein wenig mühsamer wird, verordne ich mir nicht krampfhaft ein Forever-Young-Programm mit Denksportaufgaben oder Vitaminen. Meine Mutter beispielsweise hat täglich wahre Kreuzworträtsel-Orgien hinter sich gebracht und wurde trotzdem dement. Bewegung hilft meines Erachtens am besten. Walken kann ich aufgrund meiner Hüftprobleme leider nicht mehr. Mein Mann und ich sind jetzt aber in einem schönen Hotel in Potsdam Mitglieder im Spa geworden. Dort ziehen wir zwei- bis dreimal pro Woche morgens unsere Bahnen im herrlich warmen Wasser und bei schöner Musik. Meist können wir dort ganz allein den herrlichen Blick in den benachbarten Wald genießen.

Die äußeren Zeichen des Alters haben mich lange Zeit wenig gestört. Als ich dann aber vor einigen Jahren meine Tochter für ein Vierteljahr nach Kalifornien begleitete, kam ich mir angesichts des Jugendwahns uralt vor. Dort sind wirklich alle so glattgebügelt und botoxgespritzt, dass einem angst und bange wird. Ich beschloss damals, das Problem bei meiner Rückkehr in Deutschland anzugehen. Wieder in Potsdam und unter »normalen« Menschen war mir das aber plötzlich gar nicht mehr wichtig.

Nicht so einfach ist die Sache mit dem Gewicht. Ich war eigentlich immer ein schlanker und sportlicher Typ, nicht so klein und untersetzt wie meine Mutter. So wollte ich auch nie aussehen. Aber nach meinem vierzigsten Geburtstag ging es plötzlich los: Schon wenn ich ein Stückchen Kuchen anschaute, wog ich am nächsten Morgen ein Kilo mehr. Es half nichts, ich musste aktiv werden. Mit Walken oder jetzt mit dem Schwimmen kann ich aber ganz gut gegensteuern, so dass ich nicht völlig aus dem Leim gehe.

Meine Krebserkrankung hat solche Oberflächlichkeiten in den Hintergrund treten lassen. Natürlich will ich nach wie vor schön sein, ich pflege mich intensiv, lege Wert auf einen guten Haarschnitt und kleide mich gerne modern. Aber in erster Linie möchte ich leben – ohne Schmerzen und mit so viel Lebensqualität wie möglich.

Meine Großmutter hat nach meiner Hochzeit einmal zu mir gesagt: »Warte nur, bis du erst auf die Schliche des Lebens kommst.« Damals war mir gar nicht klar, was sie damit meinte. Heute bin ich mir ziemlich sicher, dass sie durch die Blume über Sexualität sprach. Zusammen mit der Liebe und der Achtung vor dem Partner ist ein ausgefülltes Sexualleben meiner Meinung nach die Basis für eine gute Beziehung. Und genau dies ist vermutlich auch der Grund, warum so viele Männer in der zweiten Lebenshälfte plötzlich nach Frauen schielen, die halb so alt sind wie sie. So eine junge Frau weckt wieder Begehrlichkeiten, die man bei der eigenen vielleicht nicht mehr spürt. Einige Politiker sind ja die besten Beispiele dafür.

Bei uns war das, ehrlich gesagt, nie Thema. Denn auch zusammen altern kann sehr spannend und inspirierend sein – wenn man besagte Schliche des Lebens kennt. Anfangs war ich ja in dieser Beziehung Schülerin bei meinem Mann. Aber eines Tages wachsen auch Schüler über ihren Lehrer hinaus. So weit sind wir jetzt – und das macht mich ganz ruhig und gelassen. Zudem richten sich Männer ja in ihrer Beziehung gerne bequem ein. Das funktioniert natürlich nicht bei einer jüngeren Frau, da muss man immer kämpfen und den Gockel spielen.

Meinen Mann finde ich auch heute noch attraktiv, wenngleich er wirklich ein absoluter Kleidungsmuffel ist. Ich habe das ständige Herumnörgeln an seiner Kleidung aber inzwischen aufgegeben. Wenn er nicht will, dann will er eben nicht. Was habe ich um einen neuen Smoking für ihn gekämpft! Der, den er hat, stammt noch aus der Zeit kurz nach der Wende, ist mittlerweile absolut unmodern und passt ihm überhaupt nicht mehr richtig. Doch da könnte ich einen Kopfstand machen. Ein Smoking reicht doch wohl, das ist seine Devise. Ich glaube, das ist eine Mischung aus seiner hinterpommerschen Sturheit und beginnendem Altersstarrsinn. In seiner aktiven Politikzeit war das noch ein wenig anders, da musste er sich ja mehr um sein Äußeres kümmern.

Ich selbst achte da schon mehr auf die Optik. Mein Stil ist sportlich-elegant, das passt meiner Meinung nach am besten im Alter. Zu flippig wirkt oft einfach nur albern und billig, zu konservativ macht uralt. Ich kaufe nicht viel, aber dafür hochwertige Sachen. Das toleriert mein Mann auch und lässt sich von Zeit zu Zeit sogar zu einem Kompliment hinreißen. Und wenn ein Teil mal etwas teuer ist, sage ich immer: »Ich kaufe dafür auch keine Ringe mit Brillanten, das gleicht sich also wieder aus.« An meinen durch Rheuma doch stark degenerierten Händen sieht Schmuck einfach nicht gut aus. In akuten Phasen sind meine Hände manchmal so geschwollen, dass man keine Gelenke mehr erkennen kann. Das hat meinen Mann übrigens nie gestört. Genauso wenig wie die Tatsache, dass ich nach der Chemotherapie plötzlich alle Haare verlor. Er fand mich auch mit Glatze schön und mochte auch die Perücke, die ich selbst gar nicht leiden konnte.

Nach dem ersten Schock war ich selbst ganz erstaunt, wie gut mir die Glatze steht. Das weiß man ja vorher nicht. Im Spiegel sah ich, dass ich eigentlich einen ganz schönen Hinterkopf habe. Also wurde ich mutiger und ging auch so zum Briefkasten oder öffnete dem Paketboten die Tür. Allerdings habe ich vorher immer gewarnt: »Erschrecken Sie bitte nicht, ich habe keine Haare.« Die meisten waren aber dann doch entsetzt, wenn sie mich sahen. Selbst bei einer Geburtstagsfeier unter befreundeten Ärztinnen löste ich mildes Entsetzen aus, als ich am Kaffeetisch meine Mütze abnahm, weil mir einfach zu warm war.

Jede bot mir Hilfe an, ich könne jederzeit anrufen. Dabei brauchte ich eigentlich gar keine Hilfe. Dieses unglaubliche Mitleid nach meiner Krebserkrankung war fast das Schlimmste. Ich weiß ja, dass alle es nur gut meinten, aber manchmal kam ich mir vor, als läge ich bereits im Sterben. Wenn die Leute das Wort Chemo hören oder die Glatze sehen, sind sie alle betroffen, und die wenigsten wissen damit umzugehen.

Inzwischen ist aus der Glatze meine Wellness-Frisur geworden. So nenne ich das etwas widerbostige Geflecht auf meinem Kopf. Die nachgewachsenen Haare sind viel struppiger und strohiger als früher, und sie wachsen viel langsamer. Das muss wohl auch am Herceptin liegen. Als ich noch lange Haare hatte, fühlten die sich von Natur aus an wie weichgespült. Ich musste damals jeden Friseur anflehen, bloß keine Spülung zu benutzen. Inzwischen komme ich mit der Pflege gar nicht mehr hinterher. Ich habe mir jetzt ein paar Kammsträhnchen machen lassen, bekomme plötzliche leichte Wellen in dem früher aalglatten Schopf – und bin eigentlich ganz zufrieden damit.

*

Auch an Manfred Stolpe geht das Altern natürlich nicht spurlos vorüber. Neben seiner Erkrankung, die ihm körperlich wie psychisch zugesetzt hat, muss er – wie wohl jeder Mensch im Laufe der Jahre – mit den ganz normalen Zeichen der Zeit kämpfen:

Die erste Erfahrung mit dem Altern habe ich bereits vor rund 25 Jahren gemacht. Das war geradezu eine Art Schockerlebnis, weil ich plötzlich merkte: »Jetzt geht's auch bei dir los mit dem Älterwerden.« Ich hatte mein ganzes Leben lang ausgesprochen gute Augen und konnte Kleingedrucktes immer ohne Probleme lesen. In meiner Kirchentätigkeit habe ich bei bestimmten Veranstaltungen als Einstieg immer ein paar Psalmen zur Einstimmung vorgelesen. Dazu hatte ich stets eine handliche Ausgabe von Bibeltexten dabei. Bei einer Lesung merkte ich, dass ich das nicht mehr richtig lesen konnte. Ich bat um helleres Licht, ein Kollege stellte aber gnadenlos fest: »Du brauchst kein helleres Licht, du brauchst eine Brille.« Heute gehört diese Brille zu meinem Leben fest dazu, Autofahren geht schon aus Sicherheitsgründen gar nicht mehr ohne. Auch das Sehen in der Dunkelheit ist deutlich schlechter geworden. An dunklen, regnerischen Winterabenden vermeide ich das Autofahren inzwischen, wenn es irgendwie geht.

Zudem merke ich mit zunehmendem Alter, dass ich ängstlicher und vorsichtiger werde. Ich weiß aufgrund meiner Lebenserfahrung besser, welche Schwierigkeiten entstehen können, und meide solche Situationen schon im Vorfeld. Meiner Frau falle ich damit inzwischen ziemlich auf die Nerven. Schlägt sie eine Reise oder gar einen Wohnungswechsel vor, habe ich schnell eine ganze Liste mit Punkten parat, was da alles schiefgehen könnte und was man alles beachten sollte. Das war früher nicht meine Art. Vielleicht sind wirkliche Befürchtungen der Grund dafür, vielleicht ist es aber auch der schwindende Unternehmungsgeist, der da unterschwellig mitschwingt, wenn ich meine »Ja, aber«-Liste aufsetze.

Körperlich würde mir wohl etwas mehr Bewegung gut-tun. Ich habe nach einer Gehstrecke von fünf Kilometern heute schon das Gefühl, eine gewaltige Leistung vollbracht zu haben. Die Strecken werden einfach kürzer als früher. Ich bin schon sehr gespannt auf unseren Winterurlaub in den Bergen, wie beweglich ich da sein werde und ob ich den Hang auf Skiern noch halbwegs passabel hinunter-komme. Oder ob ich alle möglichen Argumente heran-ziehe, damit ich im Haus bleiben kann.

Der Antrieb ist generell geringer, das schließt auch den Bereich der Intimität mit ein. Wenn ich das mit früheren Jahrzehnten vergleiche, ist die Frequenz deutlich weniger geworden. Ich bewundere in dieser Hinsicht oft ältere Männer, die mit sehr viel jüngeren Frauen zusammen sind. Wenn diese Damen mit ihren knapp vierzig Jahren eine Libido haben wie ich in dem Alter, dann dürfte das für die Männer um die siebzig doch recht anstrengend sein.

Das Gehirn funktioniert bei mir glücklicherweise noch recht zuverlässig. Wobei ich schon immer ein Problem mit Namen hatte; Gesichter hingegen erkenne ich problemlos wieder. In Sachen Namen beobachte ich mich deshalb recht misstrauisch und merke, dass dieses Manko noch ein wenig ausgeprägter ist als früher. Auch manche Begriffe fallen mir nicht so rasch ein, und ich ertappe mich öfter bei Umschreibungen. Wichtig ist deshalb geistige Beweglichkeit, das müssen ja nicht unbedingt Kreuzworträtsel sein. Ich höre zum Beispiel sehr intensiv Radio, das Fernsehen erscheint mir da weniger hilfreich.

Nicht ganz ohne ist auch die äußere Veränderung des Körpers. Ich hatte mein ganzes Leben lang straffe, kräftige Oberarme. Jetzt bemerke ich, dass die Haut dort zunehmend schlaffer wird. Das erschreckt mich zwar nicht, ich sehe es aber als Indiz, dass das Alter natürlich auch an mir nicht spurlos vorbeigeht. Aufpassen muss ich auch auf mein Gewicht. Ich habe nach wie vor viel Appetit und achte deshalb ein wenig darauf, was ich esse. Nach einem offiziellen Abendessen, zu dem wir ja von Zeit und Zeit immer noch geladen sind, muss ich an den folgenden Tagen schon ein wenig kürzer treten. Dann esse ich abends maximal zwei schmale Scheiben Vollkornbrot, das muss reichen. Von meinem Hunger und von der Körperkonstitution wäre ich ansonsten recht schnell bei zwei Zentnern. Bis auf 97 Kilo war ich schon. Da sah ich fast aus wie ein Double von Sigmar Gabriel.

Sehr geehrter Herr Dr. Stolpe,
lieber Gründungsvorsitzender des Forums
Ostdeutschland,

zu Ihrem morgigen Geburtstag möchte ich Ihnen herzlich gratulieren, verbunden mit den besten Wünschen für Sie, Gesundheit und Schaffenskraft, Freude an dem Erreichten und auch Zeit, um mir Ihrer Frau und Familie, mit Freunden und Freundinnen die guten Seiten des Lebens zu genießen.

Ich habe sehr bewundert, wie Sie gemeinsam mit Ihrer Frau sich nicht von der Krankheit haben überwältigen lassen – und wie Sie damit vielen Menschen Mut gemacht haben, damit ebenfalls ungebrochen umzugehen. Nun hoffe ich sehr, dass Sie uns als Ratgeber, Mitstreiter und Freund wieder mehr zur Seite stehen können, denn »fertig haben wir noch nicht«. Unsere Arbeit bleibt doch immer wieder hinter den wachsenden Aufgaben hinterher.

Lassen Sie mich persönlich Ihnen von Herzen Gottes Segen wünschen über alles, was vor Ihnen liegt und was unsere gemeinsamen Anliegen und Aufgaben berührt.

Mit allen guten Wünschen an Ihre verehrte Frau
Ihr
Hans Misselwitz
(Geschäftsführer Forum Ostdeutschland
der Sozialdemokraten e. V.)

Krankheit

Februar 2009, Strahlentherapie am
Klinikum Ernst von Bergmann, Potsdam

»*Ich packe mein schönstes Handtuch ein. Das blaue, das*
ich vor zwei Jahren im Urlaub auf den Kanaren gekauft
habe. Heute geht es wieder auf die Sonnenbank. So nenne
ich meine Besuche in der Strahlentherapie. Falls noch
gemeine Krebszellen übrig sein sollten, schießt sie die
Strahlenkanone hoffentlich ins Nirwana. Mit einem Body
und dem Handtuch über der Schulter trete ich an. Bei der
Strahlentherapie geht es wirklich zu wie am Fließband.
Man gibt sich praktisch die Klinke in die Hand. Nur
wenige Minuten dauert die eigentliche Behandlung. Man
hört nichts, man sieht nichts, und man fühlt nichts. Fast
unheimlich, dass der Krebs sich von solchen ›leisen‹ Me-
thoden beeindrucken lassen soll. Nebenwirkungen durch
die Strahlentherapie spüre ich keine. Eine leichte Müdig-
keit vielleicht, die Haut bleibt aber heil. Dabei hatte man
mich vor möglichen sonnenbrandartigen Nebenwirkun-

gen gewarnt. Im Vergleich zur Chemo ist das hier aber ein Spaziergang in der Mittagspause.«

Nach Operation, Chemo- und Strahlentherapie hat Ingrid Stolpe ihren Krebs besiegt – auch wenn immer noch ein Restrisiko bleibt, dass er erneut auftaucht. Entdeckt hat sie die Krankheit im Sommer 2008 – in einer Zeit, als ihr Mann feststellen musste, dass sein Darmkrebs mit Lebermetastasen zurückgekehrt war. Bereits seit vier Jahren hatte der Krebs das Leben des Paares beeinflusst. Jetzt bist du also auch dran, dachte Ingrid Stolpe, die als Ärztin bereits viele Jahre mit Krebspatienten zu tun hatte:

Regelmäßig zum Gynäkologen bin ich nie gegangen. Ich kenne, ehrlich gesagt, auch keine Ärzte, die regelmäßig zum Arzt gehen. Bei mir ist das nicht anders. Und deshalb machte ich mir auch wenig Gedanken, als ich irgendwann Schmerzen in meiner linken Brust hatte. Während der Nacht war es besonders schlimm. Ich tastete meinen Busen ab, fühlte einen kleinen Knubbel, aber ein paar Tage später fand ich nichts mehr. So ging das eine Weile hin und her, bis ich wieder einen derben Knoten ertastete. Da ich in den Wechseljahren regelmäßig Hormone genommen hatte, war mein erster Gedanke: Na, jetzt hat es dich auch erwischt. Aber Zeit, um mich näher mit dem Knoten zu beschäftigen, hatte ich damals nicht. Der siebzigste Geburtstag der Schwiegermutter unserer Tochter stand am 3. August an, zwei Wochen später wurde ich selbst siebzig. Das Fest von Oma Elke fand im großen Stil mit vielen Kindern und Enkeln in Dierhagen an der Ostsee statt. Da herrschte fast so ein bisschen Denver-Clan-Atmosphäre. Dieser Rummel ließ mich die Gedanken an eine mögliche Erkrankung schlicht verdrängen.

Als aber auch mein Geburtstag vorbei und der Knoten immer noch da war, wurde ich doch unruhig. Ich vereinbarte einen Mammographietermin. Die Radiologin blickte sehr kritisch auf meine Mammographiebilder und sagte dann: »Dass das etwas Bösartiges ist, ist absolut sicher.«

Ich rief daraufhin im Brustzentrum in Potsdam an und fragte nach einem kurzfristigen Termin wegen eines frischen Mamma-Karzinoms. Anderthalb Stunden später stand ich einem Gynäkologen gegenüber, der mich einigermaßen verblüfft anblickte. Ich war das letzte Mal 1986 bei einem Gynäkologen gewesen, seitdem war ich bei keiner Untersuchung. Ich hatte keine Gebärmutter mehr, ließ mir meine Hormonpillen von einer befreundeten Ärztin verschreiben und sah deshalb keine Notwendigkeit für regelmäßige Untersuchungen.

Der Arzt machte Ultraschallaufnahmen meiner Brust und fünf Stanzbiopsien mit Schnellschnitt. Nach wenigen Stunden war klar, dass es sich eindeutig um einen bösartigen Tumor handelt. Rund 17 mm groß. Ich nahm diese Diagnose erstaunlich gelassen auf. Vielleicht, weil ich damit gerechnet hatte. Oder weil ich im meinem Job sehr viel mit Tumorpatienten zu tun hatte. Der Satz »Das war's dann wohl« ist mir nur einmal ganz kurz in den Sinn gekommen. Ich bin da seltsamerweise sehr, sehr pragmatisch.

Der OP-Termin stand bereits drei Tage später an. Ich habe den Arzt um eine vollständige Entfernung der Brust gebeten. Einfach, um ein für alle Mal Ruhe zu haben. Darauf wollte er sich aber nicht einlassen und hat brusterhaltend operiert. Die Operation verlief so weit gut. Allerdings stellte man bei der genauen histologischen Untersuchung fest, dass man nicht den ganzen Tumor entfernt hatte. Deshalb musste ich eine Woche später noch mal nachoperiert werden. Das war mir dann nicht mehr so egal. Wenn die Ärzte im frischen OP-Gebiet noch ein zweites Mal herumwühlen, ist das weitaus unangenehmer. Außerdem hatten die Ärzte schon bei der ersten Operation festgestellt, dass ich nur schwer zu intubieren bin, da mein Kehlkopf nicht einsehbar ist. Ich hatte nach dem Eingriff solche Schluckprobleme und Halsschmerzen, dass ich mich nicht um ein zweites Mal gerissen hatte. Zudem hatte sich ein Serom entwickelt, also eine mit Blut und Lymphe gefüllte Pseudozyste, die punktiert werden musste. Aber am Ende habe ich das Ganze unter der Rubrik Kollateralschaden verbucht und hingenommen, ich hatte ja auch keine andere Wahl.

Als nach der Operation der genaue histologische Befund vorlag, schlug das Onkologische Konzil für mich eine

Chemotherapie mit anschließender Bestrahlung vor. Man hatte mir von Anfang an angekündigt, dass durch die Chemo die Haare ausgehen würden. Ich hatte mir vorsorglich bei einer Maskenbildnerin, die ich kannte, meine neue Zweitfrisur besorgt.

Da ich ein bisschen abergläubisch bin, habe ich erst einmal geschluckt, als der erste Termin meiner Chemotherapie ausgerechnet auf einen 13. fiel. Sechs Chemotherapiezyklen im Abstand von 21 Tagen hintereinander lagen vor mir. Bereits vor der Therapie hatte man mir einen Port gelegt. Der besteht aus einem Metallgehäuse, das mit einem dünnen Schlauch verbunden ist, der in eine Vene führt. Das Ganze wird unterhalb des Schlüsselbeins unter örtlicher Betäubung unter die Haut implantiert. Man kann diesen Port sehen und auch tasten, er wirkt fast wie ein An- und-Aus-Knopf bei einer Puppe. Der Port hat den großen Vorteil, dass man nicht jedes Mal erneut die Armvenen anstechen muss und diese Venen nicht durch die Chemotherapeutika geschädigt werden können.

Vor jeder Chemo-Behandlung bekam ich ein Mittel gegen die Übelkeit infundiert. Dann folgte die giftige rote Flüssigkeit, die über Stunden in meinen Körper tropfte. Ich musste dabei nicht im Bett liegen, aber die ganze Zeit mit dem Infusionsständer auf dem Flur auf und ab zu laufen fand ich auch nicht witzig. Also habe ich mich darauf verlegt, Musik oder Hörspiele zu hören oder einfach dem Radio zu lauschen. Einmal las ich auch ein Buch – über

»Goethe als Gartenfreund«. Es spielt in Weimar, und ich erfuhr, dass Goethe Frau von Stein jeden Morgen frische Blumen bringen ließ. Eine nette Erzählung, die mich in dem Moment prima abgelenkt hat.

Ich habe die Chemotherapie immer stationär erhalten, so stand ich in der Nacht und am darauffolgenden Morgen wenigstens unter ärztlicher Aufsicht, als sich die unangenehmsten Folgen bemerkbar machten. Das Schlimmste war einfach die Übelkeit, mir war so entsetzlich schlecht wie noch nie im Leben. Zudem war ich unendlich müde. Nach der Nacht im Krankenhaus verbrachte ich die ersten Tage zu Hause nur zwischen Sofa und Bett. Ich schwächelte einfach von Grund auf. Kochen konnte ich in der Zeit überhaupt nicht, deshalb habe ich in der Woche vor der Chemo immer vorgesorgt und Suppen in rauen Mengen vorgekocht. Die haben Manfred und ich dann täglich gelöffelt, im Wechsel mit Grießbrei und Apfelmus.

Danach ging es mir für eine Woche relativ gut. Diese Zeit nutzte ich so gut es ging – und entwickelte geradezu eine Hyperaktivität. Ich räumte zu Hause auf, beschnitt die Pflanzen im Garten und erstand in der Vorweihnachtszeit einen riesigen Adventskranz. Auch einen Weihnachtsbaum wollte ich haben. Alles sollte so normal wie möglich sein. Ich fand sogar eine Lichterkette mit Fernbedienung, die ich bequem vom Sofa aus steuern konnte. Ich montierte sie umständlich zwischen den Zweigen, um dann festzustellen, dass das Licht viel zu grell war. Also wieder herunter mit der Neonkette. Stattdessen kaufte ich eine mit kleinen Birnen, die warmes Licht ausstrahlten. Wärme war damals ganz wichtig für mich. Sobald es dämmerte, saßen wir am Kamin und tranken heißen Tee. Nachts trug ich ein dünnes Baumwollmützchen, weil ich am Kopf fror. Ich fragte mich, wie mochten Männer mit Glatze das bloß aushalten.

Wir wurden in dieser Zeit zu richtigen Einsiedlern, sagten fast alle Einladungen ab und blieben am liebsten zu Hause. Wir wollten auch niemanden sehen, wir waren ja nicht gerade unterhaltend. Die Tage plätscherten in einer Art Gleichförmigkeit vor sich hin, die ich damals als sehr angenehm empfand.

Abwechslung brachten nur unsere beiden Enkel Felix und Finn. Jeden Abend standen sie pünktlich um halb sieben vor unserer Tür, um mit uns gemeinsam das »Sandmännchen« zu schauen. Zu Hause bei meiner Tochter ist der Fernseher nämlich in den Keller verbannt, damit die Kinder nicht zu viel schauen. Solche Rituale wie das Fernsehen mit den Enkeln wurden plötzlich unendlich wichtig für mich. Ich wusste nicht, wie viel der Große von meiner Krankheit mitbekommen hatte. Aber einmal sagte er zu mir: »Oma, mit Haaren hast du mir aber besser gefallen.« Das war aber auch schon alles. Die Perücke gefiel ihm ganz gut, Felix fragte nur: »Sind die echt?« Als sich dann der erste Flaum wieder auf meinem Kopf zeigte, war er richtig aufgeregt und rief ganz laut: »Oma, Oma, da kommen ja wieder Haare.«

Aber eines Tages beschlossen mein Mann und ich, uns wieder hinaus ins Leben zu wagen – bevor wir zu wunderlich wurden. Wir fuhren nach Berlin, um Einkaufshormone im KaDeWe auszuschütten. Ich kaufte mir Freizeitkleidung fürs Krankenhaus. Eigentlich absurd, denn die Klinikflure sind alles andere als ein Laufsteg. Wir aßen in der Feinschmeckeretage eine Kleinigkeit. Es tat gut, mal wieder in eine ganz andere, herrlich harmlose Welt einzutauchen.

Montags drauf ging es dann schon wieder los mit der nächsten Runde der Chemotherapie. Das Gefühl dabei wurde von Mal zu Mal schlimmer. Wenn ich nur den modernen blauen Krankenhausbau betrat, wurde mir schon schlecht. Auf dem Weg vom Eingang über das graue und grüne Linoleum hin zur Gynäkologie wurde ich immer langsamer. Manchmal hätte ich am liebsten wieder kehrtgemacht. Auf der Station angekommen, erzeugte allein der Anblick der roten Flüssigkeit im Beutel fast augenblicklich einen Brechreiz. Erstaunlich, wie stark die Psyche in solchen Momenten unsere Wahrnehmung beherrscht.

Schwierig und tröstlich zugleich war der routinierte Ablauf während der Chemotherapie. Am Empfang wurde man wahlweise auf die rechte oder linke Station geschickt.

Weil die Klinik im Schichtdienst arbeitete, war es eigentlich immer ein anderer Arzt oder eine andere Schwester, der oder die mich an die giftige Infusion anschloss. Tröstendes hörte ich nie, es ging dort sehr sachlich zu. Ich hätte mich schon mal über ein nettes Wort über meine Glatze oder meine Mütze gefreut. Für die Pflegekräfte dort ist das natürlich Alltag, für mich war es alles andere als normal. Wenn ich andere Patientinnen traf, drehte sich das Gespräch eigentlich immer um die ausgefallenen Haare, um die Übelkeit und um die Anzahl der Leukos.

Auf die Chemo folgte die Strahlentherapie. Die war weitaus weniger belastend für mich. Zwar musste ich jeweils an fünf Tagen pro Woche dort antreten, die Nebenwirkungen waren bei mir aber gleich null. Ich kannte das Ganze ja noch aus Zeiten, als die Technik noch nicht so ausgereift war und meine Krebspatienten danach oft starke Verbrennungen auf der Haut hatten. Ich benutzte ein Puder und bemühte mich, die bestrahlten Hautpartien immer ganz trocken zu halten. Auch hier lief die Abfertigung wie am Fließband. Während ich im Body mit meinem Handtuch unter dem Arm draußen wartete, kam meine Vorgängerin heraus. Wir gaben uns praktisch die Klinke in die Hand, oft wortlos mit einem kurzen Nicken.

Noch während der Chemo sprach mein behandelnder Arzt davon, mich zur anschließenden Reha nach Boltenhagen an die Ostsee zu schicken. Der Gedanke gefiel mir gut. Ich liebe das Meer, und eine kleine Belohnung für die

Strapazen hatte ich mir verdient. Kurz darauf erschien eine Sozialarbeiterin des Krankenhauses, die für solche Dinge zuständig war. Das Einzige, was ich von ihr hörte, war: »Boltenhagen, na, da wollen sie ja alle hin.« Da war mir klar, dass ich mir die Ostseekur abschminken konnte. Wir sind dann im März 2009 privat zur Erholung nach Dierhagen an die Ostsee gefahren.

Mit dem Krebs lebe ich weiter, den besiegt man nicht. Wir befinden uns beide gerade in einem Zustand der Vollremission. Das bedeutet, dass momentan keine Tumorzellen mehr im Körper nachzuweisen sind. Dennoch lebe ich immer ein bisschen wie auf dem Pulverfass. Metastasen können immer kommen, ich versuche aber den Gedanken daran so oft es geht zu verdrängen. Bei vielen Zipperlein denkt man sofort daran, dass das etwas mit dem Krebs zu tun haben könnte. Als ich vor kurzem stärkere Rückenschmerzen hatte, befürchtete ich Knochenmetastasen an der Wirbelsäule. Ich habe dann um eine Magnetresonanz-Tomographie gebeten, glücklicherweise waren auf den Bildern aber nur Bandscheibenschäden zu sehen.

Zu einem Brustwiederaufbau konnte ich mich anfangs nicht entscheiden. Zu oft war ich im Krankenhaus gewesen, ich wollte auch nicht schon wieder an mir herumschnibbeln lassen. Durch den Gewichtsunterschied der Brüste kann sich jedoch die Haltung verschlechtern, was bei vielen Frauen zu Rückenschmerzen führt. Damit ich nicht ganz krumm und schief werde, habe ich mich inzwischen dazu durchgerungen, Anfang 2010 die andere Brust operieren zu lassen. Zumal ich einen kontrollbedürftigen Befund habe. Sie soll so werden wie die erkrankte Seite: klein und fein.

*

Bei Manfred Stolpe war die Krebserkrankung bereits 2004 festgestellt worden, zu einer Zeit, in der er als Verkehrsminister mit der LKW-Maut zu kämpfen hatte. Nach der erfolgreichen Operation und der Chemotherapie kam eine Phase der Hoffnung. Bei den Routineuntersuchungen waren keine neuen Krebszellen festgestellt worden. Doch die Hoffnung stellte sich 2008 als trügerisch heraus. Erneut musste er den Kampf aufnehmen:

Meine Krankheit wurde zu einem für mich denkbar ungünstigen Zeitpunkt festgestellt. Im April 2004 fanden die Ärzte beim alljährlichen Check im Bundeswehrzentralkrankenhaus in Koblenz im Rahmen einer Darmspiegelung Polypen. Die kleineren wurden sofort entfernt, einem größeren musste man operativ zu Leibe rücken. Die Ärzte wollten sofort operieren. Das passte mir jedoch zeitlich überhaupt nicht in den Kram. Ich war beruflich sehr eingespannt und steckte mitten im Kampf um die berühmt-berüchtigte LKW-Maut. Damals hatte ich nicht den Hauch einer Chance, mich kurzfristig aus dem Kabinett zurückzuziehen. Wären zu jener Zeit Meldungen über meine

Krankheit aufgetaucht, hätte doch kein Hund mehr ein Stück Brot von mir genommen.

Das Thema LKW-Maut hatte ich als Verkehrsminister von meinem Vorgänger Kurt Bodewig geerbt, und die Kritik daran war riesengroß. Ich stellte mich hinter ein Projekt, das vor meiner Zeit in Gang gebracht und das damals mit Blick auf den bevorstehenden Wahltermin im Herbst 2002 wohl etwas mit der heißen Nadel gestrickt worden war. Besonders im Hinblick auf den Zeitablauf hatte man Vereinbarungen getroffen, die sich als nicht realistisch erwiesen. Dennoch war ich der festen Meinung, dass das Projekt gelingen würde, obwohl auch Bundeskanzler Gerhard Schröder ein wenig daran zweifelte.

Die Firma Toll Collect hatte eigentlich schon im August 2003 mit dem Mautsystem starten sollen. Geplant war eine hochmoderne Lösung aus einer Verbindung von Satellitennavigation und Mobilfunk. Doch es zeigte sich, dass die technischen Schwierigkeiten größer waren als zunächst von den beteiligten Firmen angenommen. Ich musste zusehen, wie wir das Ganze dennoch hinbekommen konnten. Ich war optimistisch und hatte mich auch bei einigen unabhängigen Fachleuten in Stuttgart erkundigt, die mich in meiner Auffassung bestärkten. Dennoch mussten wir den Start immer wieder verschieben, zunächst auf November 2003, dann auf Februar 2004 und schließlich auf den 1. Januar 2005. Das gab natürlich immer wieder Stoff für heftige Auseinandersetzungen in der Öffentlichkeit und im

Bundestag, denn schließlich ging es dabei auch um die Frage, ob und in welchem Umfang der Betreiber Toll Collect für die Verzögerungen und damit für die enormen Einnahmeausfälle verantwortlich gemacht werden konnte.

Heute kann man sagen, dass wir ein hervorragendes Mautsystem eingeführt haben, das sich für den Staat als Dukaten-Esel erweist und um das uns viele andere Länder beneiden. Aber damals hatten wir knallharte Auseinandersetzungen, in denen die Opposition mehrfach meinen Rücktritt als Minister forderte – und in diese Turbulenzen platzte die Hiobsbotschaft aus Koblenz. Ich war hin und her gerissen zwischen dem Drängen der Ärzte und meinen dienstlichen Verpflichtungen. Der erste mögliche Operationstermin lag für mich in den nahenden Sommerferien, in denen ja auch die Politik immer ein wenig zum Durchatmen kommt. Ich nahm also von Mitte Juli bis zum 7. August Urlaub und hatte so ein wenig Zeit, mich meiner Erkrankung zu widmen. Operiert wurde ich am 21. Juli 2004, am Tag zuvor hatte man noch einmal eine Darmspiegelung gemacht. Ich hatte ein Urvertrauen in die Vorgehensweise der Ärzte, die Klinik kannte ich ja bereits seit Jahren. Deshalb hat mich das alles gar nicht weiter aufgeregt. Selbst dann nicht, als nach der Operation klar war, dass aus dem bisher gutartigen Polypen ein Karzenom geworden war.

Das liegt vielleicht daran, dass ich von Natur aus eine gewisse Grundgelassenheit habe. So schnell regt mich eigentlich nichts auf, egal in welchen Bereichen. Ganz stark hilft mir dabei natürlich auch mein Glaube. Selbst wenn ich in all den Jahren nie hochreligiös oder gar so fromm wie meine Mutter war, habe ich mich immer auch darauf verlassen, dass alles ein Stück weit in Gottes Hand liegt. Ich denke, es gibt gewisse Vorgaben, dass bestimmte Dinge im Leben eben einfach gutgehen sollen. Und wenn es mal anders läuft, kann man sich auch damit arrangieren. Außerdem hatte mich die ganze Auseinandersetzung um die Maut damals so stark bewegt und in Anspruch genommen, dass ich den Krebs eher als Nebenschauplatz gesehen habe. Insofern habe ich die Operation auch psychisch ganz gut überstanden.

Belastender war da schon die Chemotherapie, die 2005 begann. Das war alles andere als vergnüglich. Ich bekam ein ziemlich starkes Medikament in Kapselform, von dem ich trotz der ungeheuren Größe der Tabletten morgens und abends tapfer fünf Stück schluckte. Bei unserem gemeinsamen Frühstück am Morgen waren sie das Erste, was ich zu mir nahm. Die Nebenwirkungen waren heftig. Ich bekam sogenannte neurotoxische Schäden an Händen und Füßen. Das bedeutet, dass ich hochsensibel auf das Anfassen von Dingen reagierte, meine Fußsohlen schmerzten selbst beim Gehen auf weichem Sand am Strand. Ich habe damals immer Ausschau nach besonders bequemen Schuhen gehalten, denn die normalen Schuhe fühlten sich plötzlich wie Schraubzwingen an den Füßen an.

Ich merkte damals auch das erste Mal in meinem Leben,

wie hart Papier an den Händen sein kann. Ich musste ja häufig Schriftstücke zur Hand nehmen und schreckte oft richtig zusammen, weil sie sich wie eine scharfe Waffe in der Hand anfühlten. Auch mein geliebtes Wechselduschen fiel mir plötzlich schwer. Das eiskalte Wasser nach der heißen Dusche kam mir an den Händen fast so vor, als ob ich in flüssigen Stickstoff gefasst hätte. Zu allem Überfluss löste sich die Haut an Händen und Füßen ab. Anfangs schnibbelte meine Frau mir morgens immer die Hautfetzchen mit der Nagelschere zurück, später kam sie dagegen gar nicht mehr an. Ich habe dann in der Arbeit einfach weiße Zwirnhandschuhe getragen.

Wenn mich morgens mein Fahrer abholte, setzte ich mich mit meiner Aktenkiste nach hinten und streifte erst einmal die Handschuhe über. Gesprochen haben wir niemals darüber. Die Fahrer bekommen ja immer sehr vieles mit, sind aber natürlich auch sehr diskret und würden nie von sich aus neugierig fragen. Auch im Büro habe ich die weißen Handschuhe getragen, wenn ich mit Papieren zu tun hatte. Ich erinnere mich noch, dass eine Sekretärin mich einmal darauf ansprach, als sie mich so vor den Akten sitzen sah. Sie fand meinen Auftritt sehr elegant und dachte, dass ich die Dinger wegen der alten, doch manchmal etwas staubigen Akten tragen würde.

Jeder Chemotherapiezyklus dauerte zwei Wochen. In der Woche danach hatte ich Ruhe, um mich wieder etwas zu erholen. Diese Zeit habe ich mir immer im Kalender mit einem langen schwarzen Balken eingetragen. Einerseits als Gedächtnisstütze, damit ich nicht vergaß, die Tabletten korrekt einzunehmen, andererseits, weil in dieser Zeit striktes Alkoholverbot herrschte und ich das bei offiziellen Terminen ja berücksichtigen musste. Denn dabei kann man Alkohol kaum ausweichen. Um keine großen Diskussionen oder Getuschel auszulösen, habe ich immer vorher einen Kellner beiseitegenommen und darum gebeten, mein Wasser im Sektglas serviert zu bekommen. Bei Rotwein fragte ich am Ausschank nach Kirschsaft. Das war wirklich kein Problem. Hätte ich da allerdings nicht ein bisschen getrickst, hätte mich die Boulevardpresse vielleicht zum Alkoholiker gemacht, der gerade darum kämpft, trocken zu werden. Wer weiß …

Im beruflichen Umfeld erzählte ich damals niemandem etwas von meiner Operation. Und auch im privaten Bereich hielten meine Frau und ich lange dicht, selbst unsere Tochter erfuhr es nicht sofort. Da waren wir so verschwiegen wie viele Jahre zuvor bei unserer heimlichen Hochzeit. Erst als im Laufe des Jahres 2005 die Diskussion um vorgezogene Neuwahlen losging, habe ich Franz Müntefering davon erzählt, der damals SPD-Vorsitzender und Fraktionschef war. Zu ihm hatte ich schon seit 1991 engen Kontakt und großes Vertrauen. Diese Nähe hatte sich eigentlich ziemlich kurios entwickelt. Franz Müntefering und Johannes Rau haben am gleichen Tag Geburtstag, nämlich am 16. Januar. Johannes Rau gab traditionell ein großes Fest im Engels-Haus seiner Heimatstadt Wuppertal. Alles drehte sich um ihn, während das andere Geburtstagskind ganz still dabei war. Bei einer dieser Feiern hockten Franz und ich zusammen und unterhielten uns großartig. Wir waren beide keine Freunde dieser Art von großen Feierlichkeiten.

Bei ihm stieß ich auf Verständnis. Seine Frau Ankepetra war schon Jahre zuvor an Brustkrebs erkrankt, und das Paar hatte die Geschichte dieser Krankheit lange für sich behalten. Es hat mich sehr berührt, als er zwei Jahre später als Minister zurücktrat, um die letzten Monate bei seiner schwerkranken Frau zu sein. Ich habe die Aufs und Abs der Krankheit mitbekommen, etwa als Ankepetra nach der Chemotherapie zur Reha in Buckow in der Märkischen Schweiz war und Franz Müntefering dort einen Unfall hatte. Ich versuchte, ihm gegenüber mit zurückhaltenden Gesten deutlich zu machen, wie stark ich mit ihm fühlte. Ich weiß, dass er unter der Krankheit und dem späteren Tod seiner Frau sehr gelitten hat. Ich war mir nicht sicher, was aus Franz Müntefering werden würde, wenn diese Frau, die so großen Einfluss auf sein Seelenleben hatte, plötzlich nicht mehr da war. Er verlor mit ihr ein Stück Halt und eine große Liebe im Leben. Heute bin ich froh, dass er mit seiner jungen Frau Michelle Schumann einen neuen Bezugspunkt im Leben gefunden hat. Und ich finde auch den Altersunterschied der beiden nicht so hochdramatisch. Die Häme, die beispielsweise von Menschen wie

Hellmuth Karasek kommt, ist absolut überflüssig. Ich kenne aus dem Kirchenbereich auch ein Paar mit ähnlicher Konstellation. Mein großer Chef, der Ostberliner Bischof Albrecht Schönherr, wurde mit Mitte fünfzig Witwer und heiratete später eine dreißig Jahre jüngere Frau. Die beiden führten eine wunderbare Ehe, er hat sie verehrt, sie hat ihn geschätzt. Was will man mehr? Ich kann mir vorstellen, dass das bei Franz Müntefering und seiner neuen Frau ähnlich ist. Das sind Lebenssituationen, die muss man respektieren, und ich würde mich sehr freuen, wenn die Ehe gutgeht.

Damals, im Jahr 2005, war ich mir sicher, dass Franz Müntefering jemand war, mit dem ich über meine Krebserkrankung reden konnte. Ich erzählte ihm auch, dass ich mich aus der Politik zurückziehen würde. Später habe ich das auch Frank-Walter Steinmeier gesagt, dem damaligen Kanzleramtsminister. Von beiden wusste ich, dass sie verschwiegen sind. Es ist ja auch wirklich bis 2009 nichts über meine Krankheit durchgesickert.

Gerhard Schröder hatte ich damals nichts erzählt. Als ich ihn kennenlernte, war er als Ministerpräsident von Niedersachsen ein Kollege von mir. Er war immer sehr redegewandt und hatte immer bedeutende Dinge zu sagen, die ich längst nicht alle für so bedeutend hielt. Ich habe ihn respektiert, aber ich war keiner seiner Bewunderer. Es gab allerdings einen Moment, in dem sich das geändert hat. Während seiner zweiten Kanzlerschaft war ich Mitglied seiner Regierung, und wir haben uns ein wenig angenähert. Als er in kleinem Kreis im November 2002 die Finanzzahlen für die Bundesrepublik vorlegte, plädierte er für einen neuen Kurs in Sachen Ausgabenpolitik. Sprich: Ab sofort müssen wir sparen. Gepaart mit der Erkenntnis, dass ihm das viele Prügel von den Wählern einbringen würde, und er auch damit rechnete, die nächsten Wahlen deshalb zu verlieren, stand plötzlich ein ganz neuer Schröder vor mir. Einer, der nicht nur auf Öffentlichkeitswirkung aus war, sondern einer, der seine politische Verantwortung ernst nahm und dafür sogar bereit war, seine Karriere zu opfern. Das hat mir sehr imponiert.

Mein kleines Krebsgeheimnis vertraute ich ihm dennoch anfangs nicht an. Ich traute ihm einfach zu, dass er die Nachricht in irgendeiner passenden Runde weitererzählte. Nicht, dass ich ihm seine Art übelgenommen hätte. Aber ich konnte mir vorstellen, dass er die Geschichte mit meiner Erkrankung, sei es lobend oder bedauernd, irgendwann einmal in einem Gespräch oder bei einer Veranstaltung verwendet hätte.

Für mich stand ohnehin fest, dass ich mit dem Ende der Wahlperiode aus dem Amt scheiden würde, auch unabhängig von der Erkrankung. Ich war damals schließlich schon 69 und hatte das Gefühl, dass ich Jüngeren Platz machen sollte. Nach den Wahlen im Herbst 2005 ergab sich dann ohnehin eine andere politische Konstellation. Angela Merkel wurde Kanzlerin, und mit Wolfgang Tiefensee übernahm ein SPD-Kollege, den ich sehr schätze, die Verantwortung für das Verkehrsressort und den Aufbau Ost.

Das Ende meiner Ministertätigkeit versprach etwas mehr Ruhe und vor allem auch mehr Zeit für die Familie. Meinem Krebs, der Operation und der Chemotherapie widmete ich wenig Gedanken, aber ich fuhr regelmäßig zu den Kontrolluntersuchungen nach Koblenz. Das erwies sich als sehr sinnvoll, denn tatsächlich stellten die Ärzte nach einer Ruhephase von drei Jahren im April 2008 bei einem Kontrollcheck Metastasen in der Leber fest. Sie sagten mir aber auch, dass ich Glück gehabt hätte. Wären diese Tochtergeschwülste ins Gehirn oder in die Lunge gewandert, wären die Chancen zur Heilung deutlich geringer.

Ein schwacher Trost, aber ich versuchte nach wie vor, das Positive zu sehen. Als der Arzt morgens in mein Zimmer kam, sagte er mir, dass ich bei meiner Vorgeschichte eine 70-prozentige Wahrscheinlichkeit hätte, noch fünf Jahre zu leben. Mir war nicht ganz klar, wie man das berechnen konnte. Ich machte dann mit mir selbst anfangs ganz vorsichtig eine Restzeit von 420 Tagen aus und dachte mir, noch mehr als ein Jahr zu leben sei doch ganz schön. Inzwischen habe ich dieses selbstgesteckte Limit aber schon überschritten.

Vor der erneuten Operation, die am 9. Dezember 2008 im Potsdamer Klinikum Ernst von Bergmann stattfand, musste ich mich wieder einer Chemotherapie unterziehen.

Damit hofften die Ärzte, meine Metastasen so weit zurückdrängen zu können, dass sie sich nur noch auf einem kleinen Teilstück der Leber befinden würden. Diesen »Rest« wollten sie operativ entfernen – ein Eingriff, der deutschlandweit noch nicht so häufig durchgeführt worden war. Ich hatte dennoch Vertrauen zu den Ärzten und stimmte nach einer Besprechung mit meiner Frau, die ja die fachliche Seite besser einschätzen kann, dem Eingriff schließlich zu.

Als ich nach der Operation auf der Intensivstation erwachte, haben mich besonders die vielen Schläuche gestört, die ein bequemes Schlafen oder gar ein Drehen im Bett fast unmöglich machten. Zudem kam natürlich ständig jemand herein, um nachzusehen, ob ich denn noch lebte. Kaum hatte ich die Augen einmal zugemacht, stand wieder jemand vor meinem Bett, der mich ansprach und wissen wollte, wie es mir denn ginge. Diese Tage und Nächte direkt nach der Operation waren sehr anstrengend. Und ich erinnere mich noch gut daran, dass ich mich das erste Mal in meinem Leben wirklich angeschlagen fühlte und regelrecht in mich zusammengesackt war. Verzweifelt war ich dennoch nie.

Meiner Frau ging es zu dieser Zeit ebenfalls nicht gut, sie durchlief gerade ihren Chemotherapiezyklus nach ihrer Brustkrebsoperation. Wir beide hatten in dieser schweren Phase aber nie das Gefühl, dass es mit uns beiden nun steil bergab ginge. Vielmehr erwuchs daraus eine neue Verbundenheit, eine Art Leidensgemeinschaft, die in uns die Hoffnung stärkte, dass wir auch das gemeinsam hinkriegen würden. Unsere gemeinsame Nacht in der Klinik, als ich auf der Intensivstation lag und Ingrid wegen der Chemotherapie einen Stock höher, empfand ich durchaus als positiv und tröstlich, auch wenn wir uns den Gute-Nacht-Kuss nur über das Handy geben konnten. Das hatte auch etwas Stärkendes.

Kurz vor Weihnachten 2008 wurde ich wieder entlassen. Besonders bedauert habe ich, dass ich wegen der Folgen meiner Krankheit am 23. Dezember nicht zum neunzigsten Geburtstag von Helmut Schmidt nach Hamburg fahren konnte. Und auch zur Predigt meines Nachbarn, des Generalsuperintendenten Hans-Ulrich Schulz, am ersten Weihnachtsfeiertag in der Potsdamer Nikolaikirche konnte ich nicht gehen, da ich mich einfach noch viel zu schwach fühlte.

Über die Krebserkrankungen von Ingrid und mir war bis dahin nichts in der Öffentlichkeit bekannt geworden. In Berliner Kreisen sickerte das Thema dann aber doch langsam durch. Und im April 2009 bekam die *BILD*-Zeitung davon Wind. Eines Abends um acht klingelte plötzlich der Brandenburg-Reporter Michael Sauerbier an unserer Tür, der ein Statement von mir wollte. Der Mann ist mir menschlich nicht unsympathisch, ich weiß aber natürlich, dass er zur Speerspitze des deutschen Boulevardjournalismus gehört. Ich habe ihn nicht hereingelassen, er stand draußen am Zaun, und ich lehnte oben in der Tür. Er fragte, ob das denn alle stimme mit meiner Krankheit. Ich bejahte, und damit war das Gespräch für mich an diesem Abend beendet. Wir haben uns dann einige Tage später noch einmal getroffen, um in Ruhe darüber zu reden.

Kurz darauf bat uns Sandra Maischberger, gemeinsam in ihrer Sendung aufzutreten. Da wir sie schon immer für ihre angenehme, ruhige und niemals sensationsheischende Art schätzen, haben wir zugestimmt. In der Sendung habe ich mich recht wohl gefühlt, weil wir unter Gleichgesinnten waren. Es war mehr ein Therapie- denn ein Streitgespräch, wie das bei anderen Themen oft der Fall ist.

Die meisten Menschen haben erst durch diesen Fernsehauftritt von unserer Krankheit erfahren. Und die Resonanz war durchweg positiv. Wobei es natürlich durchaus sein kann, dass diejenigen, die unseren Auftritt nicht gut fanden, einfach den Mund gehalten haben. Sehr herzliche Briefe kamen unter anderem von politischen Weggenossen wie Helmut Schmidt oder Henning Voscherau. Auch die Reaktionen aus der Bevölkerung waren überwältigend. Viele sprechen mich noch heute auf meine Rolle als Politiker an, aber sehr viel mehr auf meine neue Rolle als Krebspatient. Wir haben sehr viel Bestätigung erfahren und bekamen viele gute Wünsche mit auf den Weg. Selbst heute, ein Dreivierteljahr später, erkundigen sich wildfremde Menschen, die ich in Potsdam auf der Straße treffe, nach meinem Befinden und freuen sich, dass meine Frau wieder mehr Haare hat und es ihr besser geht.

Auch wenn ich mich inzwischen wieder recht gut fühle, weiß ich natürlich, dass ich nicht völlig geheilt bin. Alle sechs Wochen gehe ich zum Onkologen zur Blutentnahme, denn die Leberwerte sind leider noch nicht ganz in Ordnung. Und alle drei Monate steige ich in die Röhre, die meinen Körper von oben bis unten durchscannt. Ich lebe heute sehr wohl in dem Bewusstsein, dass sich hinter jeder Ecke wieder etwas Schwieriges auftun könnte, und gehe nicht davon aus, dass ich ein für alle Mal Ruhe habe.

Zu den nötigen Kontrolluntersuchungen gehe ich zwar nicht mit Bangen, aber doch mit einem Gefühl der Anspannung. Und ich bin natürlich wie jeder Krebspatient sehr froh, wenn der Arzt keine Anzeichen für neue Metastasen findet. Meine Lebensplanung steht jetzt immer unter dem Aspekt, dass schnelle Veränderungen zum Schlechteren eintreten könnten. Deshalb plane ich auch gar nicht mehr langfristig. Ein paar Monate im Voraus traue ich mich das, aber für das Jahr 2012 würde ich wohl keine festen Verpflichtungen eingehen.

Für mich ist es wichtig, nicht ständig dazusitzen und mich zu fragen, wie es mit dem Karzinom weitergeht. Ich habe mir natürlich viele Gedanken über die Gründe für meinen Krebs gemacht. Über mögliche Ursachen dieser immer noch in Teilen unerforschten Krankheit gibt es ja zahlreiche Vermutungen. Sicher ist wohl, dass es keine Krebspersönlichkeiten gibt, also Menschen, die durch eine negative Lebenssicht die Erkrankung sozusagen anziehen. Andererseits gibt es in unserer Familie keine genetische Disposition für Krebserkrankungen. Ich will für mich nicht ausschließen, dass die Dauerbelastung und eine ständige Anspannung durch den aufreibenden Job mit hineinspielten. Ich hatte jahrelang rund um die Uhr Stress. Richtige Freizeit und längere Auszeiten gab es eigentlich nicht.

Besonders die Jahre bis 1990 waren für mich kein Spaziergang. Mir war immer wichtig, dass von Seiten der Kirche mitgeholfen wird, dass sich die beiden deutschen Staaten wieder annähern. Diese Herausforderungen brachten auch enorme persönliche Belastungen für mich mit sich. Ich hatte meiner Familie irgendwann einmal angekündigt, mir einen Tag pro Woche für sie freizuhalten. Das ist mir aber bis 1990 nicht gelungen – und das habe ich auch bis 2005 nicht geschafft. Weil ich als Ministerpräsident und später als Verkehrsminister viel mit Menschen zu tun hatte und deshalb auch zu vielen kleinen Veranstaltungen gefahren bin, war ein regelmäßiger freier Tag fast unmöglich. Es hätte ja nicht der Sonntag sein müssen, aber wir haben leider auch keinen freien Dienstag oder Freitag hinbekommen. Die einzigen Familienzeiten, die wir gemeinsam hatten, waren das Frühstück und die Familienurlaube.

Verehrter lieber Bruder Stolpe,

zu Ihrem Geburtstag wünsche ich Ihnen Gottes Segen für das neue Lebensjahr. Inzwischen weiß ich, wie Sie mit Ihrer lieben Frau mit Krebserkrankungen zu kämpfen hatten, und hoffe, dass Sie das alles gut überwinden. Dabei kommt Ihnen zugute, dass Sie auf erfüllte Lebenszeit zurückblicken können und jetzt weniger unter dem Stress von verschiedenen Ämtern stehen.

Ich freue mich auf gelegentliche Begegnungen
und grüße herzlich
Ihr
Manfred Kock (Präses i. R.)

Hoffnung

Oktober 2009,

Corralejo, Fuerteventura

»Meer, Dünen, Himmel. Weite und Klarheit, wohin man schaut. Diesen Blick genieße meine Frau und ich jetzt schon seit fast zwanzig Jahren einmal pro Jahr. Ich bin kein ausgesprochener Strandfan, aber meiner Frau gefällt es hier so gut. Während sie in den Dünen entspannt, mache ich es mir im Computerzimmer gemütlich, schreibe an Reden und Vorträgen. Bei einem Ausflug über die Insel spüre ich, dass diesmal etwas anders ist. Ich nehme das Blau des Himmels, die orangefarbenen Strelizien und die schroffe, teilweise mondartige Landschaft neu wahr, verharre einen Moment länger als sonst bei jedem Detail und präge es mir genau ein. Öfter kommt jetzt der Gedanke auf, dass ich das alles hier vielleicht das letzte Mal sehen könnte.«

Die Erfahrung mit ihrer Krankheit hat dem Ehepaar Stolpe vor Augen geführt, wie schnell sich am strahlend blauen Himmel Gewitterwolken zusammenziehen können. Doch trotz des Jahre währenden Kampfes mit ihrem Krebs haben sie ihre Hoffnungen niemals aufgegeben und blicken mit der Gelassenheit des Alters in die Zukunft. Für Ingrid Stolpe war nach Operation und Chemotherapie der gemeinsame Aufenthalt an der Ostsee der Moment, an dem sie die Last der vergangenen Monate ein wenig abschütteln und wieder mit Zuversicht nach vorne blicken konnte:

Es war im März 2009. Weil es mit der Kur nicht klappte, fuhren wir privat für einige Zeit ins Ostseebad Dierhagen. Wie wunderbar klar fühlte sich die Luft an. Als ob mit jedem Atemzug endlich wieder Leben und neue Energie in meinen Körper kamen. Stundenlang spazierten wir am Strand der Ostsee und an der Boddenküste entlang. Manchmal redend, oft auch nur schweigend. Wir waren danach erschöpft, aber voller Hoffnung. Die angenehme, lichte Atmosphäre im Hotel tat meiner Seele gut. Für mich war das besser als jede Selbsthilfegruppe. Obwohl ich selbst eine Selbsthilfegruppe für Frauen mit Krebs in Potsdam mitgegründet hatte, wusste ich, dass dieser Weg der Hilfe für mich persönlich nicht der richtige war. Ich mache viele Dinge gerne mit mir selbst aus, das habe ich mein ganzes Leben schon so gemacht.

Das Frühstück war immer der heikelste Moment des

Tages. Ich ging mit Glatze hinunter ins Hotelrestaurant. Und das war ein kleiner Spießrutenlauf. Das bemühte Wegsehen der anderen Gäste fand ich fast noch schlimmer, als angestarrt zu werden. Das trauten sich nur die wenigen Kinder im Hotel. Die Kellner waren nett, fast ein wenig zu nett. Ständig wurden mir alle Türen aufgehalten. Meinen Orangensaft bekam ich immer gepresst auf den Tisch, die anderen Gäste mussten das am Büffet selbst machen.

Während ich in den Tagen an der Ostsee einfach nur entspannte, musste mein Mann immer etwas tun, schrieb mal an einem Artikel, mal an einer Rede. Das ist eigentlich in jedem Urlaub bei uns so. Sein Büro reist immer mit, und Faxgeräte und Mobilfunknetze gibt es schließlich überall auf der Welt. Auch die erneute Operation hatte ihn nicht aus der Bahn geworfen. Morgens um sieben hatten wir das Schwimmbad im Strandhotel für uns allein, drehten unsere Runden mit Blick auf den verschneiten Kiefernwald draußen vor den großen Glasfenstern. Mittags war es manchmal so warm, dass ich mich, in eine große Decke eingemummelt, auf der Dachterrasse sonnen konnte. Fahrrad zu fahren traute ich mich noch nicht, dafür fehlte mir einfach noch die Kraft. Aber alles in allem spürte ich, dass uns das Leben wiederhatte.

Unser Leben verläuft in gewohnten Bahnen, auch wenn ich mich immer noch mit den Folgen meiner Erkrankung herumschlagen muss. Alle drei Wochen gehe ich zum Stammtisch, so nenne ich meine Herceptin-Runde im Klinikum Ernst von Bergmann. Herceptin ist ein sogenannter monoklonaler Antikörper, der an bestimmten Rezeptoren der Brustkrebszellen andockt. Dort soll er das Wachstum von bösartigen Zellen blockieren und zudem der Bildung von Metastasen entgegenwirken. So einen Power-Mix bekomme ich alle 21 Tage per Infusion verabreicht.

Anfangs habe ich das Herceptin gar nicht gut vertragen, mir war schrecklich übel und ich hatte fürchterliche Durchfälle. Der Chefarzt hatte mich vorher schon gewarnt: »Mit ihrem Jahrgang und Herceptin haben wir noch nicht so viel Erfahrung.« Ich habe diesem Lebendversuch trotzdem zugestimmt, weil das Medikament in Studien bisher recht vielversprechende Ergebnisse gezeigt hat. Die Behandlung dauert ein Jahr, und inzwischen vertrage ich sie sehr gut. Wir sind mittlerweile in der Klinik eine kleine Truppe von fünf Herceptin-»Junkies«, die sich regelmäßig treffen.

Wenn ich komme, wird zunächst mein Port angestochen, dann gehe ich mit einem Rezept in die Krankenhausapotheke. Von dort wird mein ganz persönlicher Cocktail geliefert – gut gekühlt übrigens. Rund eine Stunde hänge ich dann am Tropf, manchmal auch ein wenig kürzer. Da wir alle mit unseren Herceptin-Beuteln an einem Ständer hängen, sind wir für diese Zeit quasi eine Zwangsgemeinschaft. So sitzt man dann in mehr oder weniger fröhlicher Runde zusammen und unterhält sich. Wobei ich schon ein wenig die Rolle der Unterhalterin dort habe. Sicherlich auch, weil es vielen deutlich schlechter geht als mir. Viele Frauen werden auch von ihren Männern dorthin gebracht. Die warten treu vor der Tür. Das mag manchen helfen, für mich fände ich das ein wenig albern. Was soll mein Mann da draußen sitzen und Däumchen drehen? Denn trotz der Behandlungen fühle ich mich schließlich nicht krank und hilfsbedürftig.

*

Für Manfred Stolpe bedeutet die Rückkehr in den Alltag auch die Rückkehr ins politische Geschäft. Eine hauptamtliche Funktion hat er heute nicht mehr, doch er ist immer noch ein sehr gefragter Redner, Gesprächspartner und Ratgeber. So verfolgt er auch mit Leidenschaft und Interesse die politischen Auseinandersetzungen, den Absturz seiner SPD bei den letzten Bundestagswahlen genauso wie die jüngsten Debatten in seinem Heimatland Brandenburg, wo neuerlich das Thema Stasi die Diskussionen beherrscht:

In Brandenburg herrscht wieder Jagdfieber. Nach der Bildung der ersten rot-roten Landesregierung unter Matthias Platzeck wurde gleich mehreren Abgeordneten der Linkspartei eine frühere Stasi-Tätigkeit als IM vorgeworfen. Ich fühle mich bei diesen Auseinandersetzungen an die Hexenjagd erinnert, die meine Frau und mich vor Jahren stark belastet hat.

213

Vor Matthias Platzeck habe ich großen Respekt, er ist nach den letzten Wahlen den schwereren Weg gegangen, der seiner Einschätzung nach der richtige war. Ich hoffe für ihn, dass es auch der strategisch erfolgreichere ist. Das wird sich nach der nächsten Wahl zeigen. Er musste in der eigenen Partei gegen Widerstände kämpfen, er spürte den Wind von vorne seitens der Bundes-SPD. Und er hat den sehr tapferen Versuch unternommen, die Linken in die politische Verantwortung zu nehmen. Natürlich ist das auch ein taktischer Schachzug. Die Linke ist zu einer festen Größe in Brandenburg geworden und war bei den jüngsten Wahlen wieder die zweitstärkste Partei. Als Regierungspartei sind sie jetzt mit in der politischen Verantwortung und können nicht nur aus der Opposition heraus das Handeln der anderen populistisch kritisieren, etwas mehr Realismus ist gefragt. Die Wähler können auf diese Weise sehen, dass die Linke auch nur mit Wasser kocht. Aber dafür ist es wichtig, dass sie überhaupt an den Herd gelassen wird und die Menschen im Land sich so ein Bild machen können.

Diese Konstellation in Brandenburg löste natürlich großen Ärger bei den Konservativen aus. Dass dadurch wieder das Stasi-Thema aufs Tapet kommt, war fast vorherzusehen. Die Intensität, mit der das Ganze jetzt wieder die Schlagzeilen beherrscht, verwundert mich allerdings schon. Ich vertraue in dieser Sache aber auf das Urteilsvermögen der Wählerinnen und Wähler. Sie werden merken, dass die Ministerinnen und Minister, die in der Regierung sitzen, vernünftige Arbeit leisten. Ich beobachte ja nicht nur, was in den Zeitungen jeden Tag seitenweise über Stasi-Geschichten geschrieben wird, sondern ich sehe, wie alle rot-roten Minister viel im Land unterwegs sind und dass sie überaus tüchtig sind. Das merkt die Bevölkerung, und sie steht ja auch mehrheitlich hinter der rot-roten Regierung. In einer Befragung von SPD-Anhängern sprachen sich kürzlich 58 Prozent für das neue Bündnis aus. Vor der Wahl waren es nur 45 Prozent gewesen.

Die Debatten über die Stasi-Verstrickungen können der Wählermeinung offenbar nichts anhaben. Mehr noch: Die Leute im Land erleben die momentane Hexenjagd sogar als sehr unfair. Gerade wer Land und Leute kennt, weiß die Staatssicherheit auch realistischer einzuschätzen. Denn schließlich war die DDR nicht gleichbedeutend mit der Stasi. An der Spitze stand die SED. Und ich habe das Gefühl, dass gerade leitende SED-Funktionäre in den Jahren nach der Wende oft besonders stark mit dem Finger auf die Stasi-Leute gezeigt haben, um von der eigenen Verantwortung abzulenken. Damit möchte ich jetzt ganz sicher nicht zur Jagd auf ehemalige SED-Funktionäre aufrufen. Mir ist nur daran gelegen, dass die Relationen stimmen und das Schwarzweiß-Denken ein wenig aufgelockert wird. Graustufen gibt es nämlich unendlich viele. Deshalb finde ich es auch wichtig, jeden Fall einzeln zu betrachten: Was hat jemand gemacht, und wie hat er sich auch nach dem Ende der DDR mit seiner eigenen Vergangenheit auseinandergesetzt? Die große Keule zu schwingen ist sicher nicht hilfreich für eine Aufarbeitung der Vergangenheit.

Ich habe die Hoffnung, dass mit der Zeit das Thema Stasi ein Stück weit entmystifiziert wird. Natürlich hat ein Geheimdienst immer etwas Gruseliges an sich, und die Stasi hat gerade in den Anfangsjahren der DDR Hand in Hand mit dem russischen KGB üble Verbrechen begangen. Da will ich gar nichts beschönigen. Man darf allerdings nie vergessen, dass sie ein Werkzeug der Parteispitze war. Die Staatssicherheit war so etwas wie der Kerkermeister. Den Kerker allerdings, den haben die anderen gebaut. Er war ein Produkt der Angst der SED-Führung. Und Staatsführungen, die Angst haben, werden irgendwann zum Gefangenen der eigenen Angst.

Ich gehe davon aus, dass die SPD hier in Brandenburg ihre Position in Zukunft nicht nur behaupten, sondern noch weiter ausbauen kann. Das Wahlergebnis auf Bundesebene war für mich natürlich – so wie wohl für die meisten Parteimitglieder – 2009 ein Schock. Dennoch mache ich mir aber um die gute alte SPD keine Sorgen. Sie ist über 140 Jahre durch Höhen und Tiefen gegangen. Und sie hat eine sichere Zukunft, wenn sie nicht vergisst, was die Leute von ihr erwarten: dass sie für soziale Gerechtigkeit, Freiheit und Solidarität eintritt. Das sind große Schlagworte, die man mit Inhalten füllen muss. Es geht darum, dass die Unterschiede zwischen Arm und Reich nicht ständig wachsen. Und dass im Selbstlauf des gesellschaftlichen Systems nicht automatisch und unentwegt die kleinen Leute die Verlierer sind. Wichtig ist dabei, dass die Mittelschicht nicht zermahlen wird. Dem müssen die Sozialdemokraten entschieden entgegensteuern, beispielsweise auch mit Hilfe einer vernünftigen Zusammenarbeit mit den Gewerkschaften. Dabei müssen die Sozialdemokraten auch an jene denken, die keine Arbeit mehr haben, denn das machen die Gewerkschaften nicht automatisch.

Zudem muss die Partei verstehen, dass ihre Klientel all diejenigen sind, die Arbeit haben oder Arbeit brauchen, unabhängig davon, ob es Arbeiter, Angestellte oder kleine Mittelständler sind. Die SPD sollte nicht versuchen, unbedingt Wähler aus dem Bereich der Besserverdienenden zu generieren, sprich, der FDP ihre Klientel abspenstig machen. Die Konkurrenz liegt momentan vielmehr in einer CDU, die sich unter Angela Merkel zuletzt stark sozialdemokratisiert hat, und bei den Linken, die sich mit wohlfeilen Versprechen gerade mit den Verlierern der Gesellschaft solidarisieren. Wenn die Sozialdemokraten das erkennen, haben sie auch eine klare Zukunft. Sie haben jetzt vier Jahre Zeit, sich neu aufzustellen, und die ersten Weichenstellungen finde ich persönlich ganz ermutigend. Das gibt mir Hoffnung.

Statt eines Nachwortes

Manfred Stolpe: »Vor zwei Jahren haben wir uns endlich vernünftige Fahrräder angeschafft, damit könnten wir jetzt durch die wunderschöne Landschaft Brandenburgs radeln. Wohlgemerkt könnten. Denn das Arbeitspensum ist bei uns beiden trotz unserer Pensionierung nicht weniger geworden. Ingrid kümmert sich intensiv um die Enkel. Ich habe wie in den vergangenen fünfzig Jahren immer viel vor, wobei ich mich nicht um Aufgaben dränge.

Für Ingrid und mich ist vor allem eines wichtig: Da wir nun viel mehr Zeit gemeinsam unter einem Dach verbringen, müssen wir aufpassen, dass aus dem Miteinander-Leben nicht irgendwann ein Nebeneinander-Leben wird. Bis jetzt klappt das eigentlich prima, und ich hoffe, dass uns das auch weiterhin gelingt. Schön wäre es außerdem, im Laufe der nächsten zwei Jahre einen neuen Wohnsitz zu finden, der möglichst nicht zu weit von unserer Tochter und ihrer Familie entfernt ist. Eine nicht zu große, aber auch nicht zu kleine Wohnung in Havelnähe wäre fein. Vielleicht schräg gegenüber von Hermannswerder. Das ist verkehrsmäßig gut durch den öffentlichen Nahverkehr an Berlin angebunden, so ganz auf der grünen Wiese möchte ich doch nicht leben. Dabei hoffe ich natürlich auch, dass ich noch einige Jahre mobil bleiben werde. Das Problem beim Umzug von unserem Haus in eine kleinere Wohnung ist sicher die Reduzierung. Ganz speziell denke ich da an meine geliebten Bücher. Zu einem Teil davon habe ich wirklich eine Beziehung wie zu einem lebendigen Wesen. Einen Teil werden sicher meine Tochter und mein Schwiegersohn übernehmen. Ich frage mich aber, was ich mit denen mache, die dann übrigbleiben und die keinen Platz in dem neuen verkleinerten Haushalt finden. Zum Altpapier – das bringe ich nicht übers Herz. Vielleicht kann ich wenigstens einem Antiquariat damit noch eine Freude machen. «

Ingrid Stolpe: » Tumorpatienten habe immer ein großes Ziel im Leben, das sie unbedingt noch erreichen möchten. Manchmal auch unbewusst. Das war eigentlich bei all meinen Krebspatienten so. Mein großes Ziel ist unsere Goldene Hochzeit im Juli 2011. Auch der 75. Geburtstag meines Mannes findet in dem Jahr statt. Und dort möchte ich tanzen so wie damals im Dachsbau in Schierke, als wir uns kennenlernten. Wir waren früher immer die Ersten auf dem Parkett und die Letzten, wenn die Musik aufhörte zu spielen. Gerade haben wir im Urlaub auf Fuerteventura abends wieder so wunderbar getanzt. Allerdings haben wir vorher zu zweit auf dem Balkon die Schritte trainiert, weil wir ein bisschen aus der Übung waren. Und für den Start der Ballsaison 2010 habe ich mir schon ein neues Abendkleid zugelegt. Ein korallenfarbener Traum mit Schleppe. Das trage ich beim ADAC-Ball in Berlin oder beim Semper-Opernball in Dresden.

So wie ich mich jetzt gerade fühlte, denke ich, dass ich meinen 75. Geburtstag 2013 ganz sicher erleben werde. Auch bei der Einschulung von Finn in vier Jahren möchte ich noch dabei sein. Bevor ich irgendwann abtrete, möchte ich unbedingt noch einmal eine Kreuzfahrt auf einem richtig schönen Schiff machen, vielleicht auf der MS Europa oder noch besser auf der Queen Mary 2. Irgendwo durch den Atlantik vielleicht, möglichst im Sommer, wenn das Meer ruhig ist, damit ich nicht seekrank werde und die Reise auch genießen kann. Wir üben im kommenden Sommer schon mal mit einer Flusskreuzfahrt auf dem Dnjepr, bei der wir von Kiew über das Schwarze Meer bis zur Krim-Halbinsel fahren.«

Hilke Lorenz

HEIMAT AUS DEM KOFFER
Vom Leben nach Flucht und Vertreibung

304 Seiten, mit zahlreichen Abbildungen
Gebunden mit Schutzumschlag
ISBN 978-3-550-08755-4

Der Schmerz wirkt bis heute

In den Zeiten des Kalten Krieges waren die Länder ihrer
Kindheit zu Sperrzonen geworden. Die Erwähnung der
Heimat kam bis weit in die achtziger Jahre einem
Tabubruch gleich. Einfühlsam und zutiefst berührend
zeigt Bestsellerautorin Hilke Lorenz, welche Folgen
diese große nie gelebte Trauer für die Vertriebenen
und ihre Familien bis heute hat.

ullstein

Gisela Mayer

DIE KÄLTE DARF NICHT SIEGEN
Was Menschlichkeit gegen Gewalt
bewirken kann

224 Seiten. Gebunden mit Schutzumschlag
ISBN 978-3-550-08814-8

»Nichts wird so sein, wie es war!«
Horst Köhler

Ihre Tochter starb in Winnenden durch die Hand eines
jugendlichen Amokläufers. Gisela Mayer fragt, wie es zu
diesem entsetzlichen Verbrechen kommen konnte. Was läuft
in unserer Gesellschaft schief? Mutig und sehr persönlich
zeigt die engagierte Mutter, was sich ändern muss, um
weitere Wahnsinnstaten zu verhindern.

ullstein